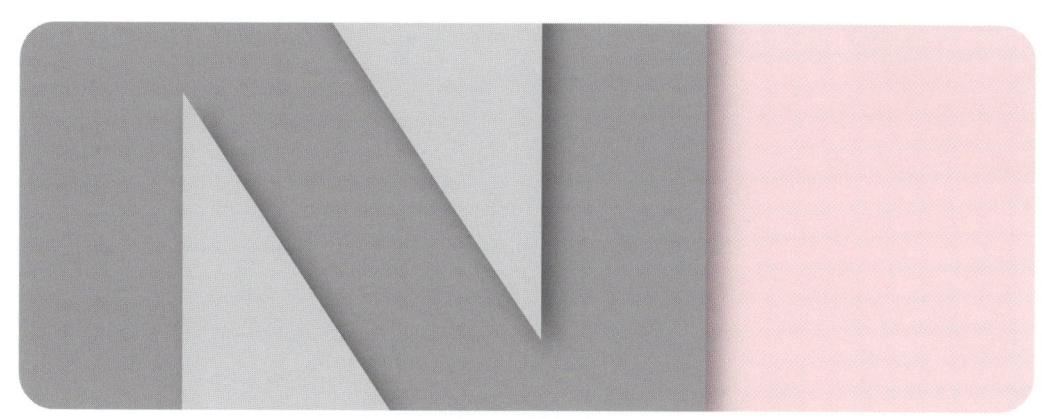

看護師国家試験
解剖生理学
クリアブック
―第2版―

日本生理学会教育委員会 編

医学書院

看護師国家試験　解剖生理学クリアブック	
発　行	2007年 6 月 15 日　第 1 版第 1 刷
	2014年 8 月 15 日　第 1 版第 8 刷
	2015年 12 月 15 日　第 2 版第 1 刷©
	2025年 3 月 15 日　第 2 版第 10 刷
編　集	日本生理学会教育委員会
発行者	株式会社　医学書院
	代表取締役　金原　俊
	〒113-8719　東京都文京区本郷 1-28-23
	電話　03-3817-5600（社内案内）
	03-3817-5650（販売・PR部）
印刷・製本	アイワード

本書の複製権・翻訳権・上映権・譲渡権・貸与権・公衆送信権（送信可能化権を含む）は株式会社医学書院が保有します．

ISBN978-4-260-02442-6

本書を無断で複製する行為（複写，スキャン，デジタルデータ化など）は，「私的使用のための複製」など著作権法上の限られた例外を除き禁じられています．大学，病院，診療所，企業などにおいて，業務上使用する目的（診療，研究活動を含む）で上記の行為を行うことは，その使用範囲が内部的であっても，私的使用には該当せず，違法です．また私的使用に該当する場合であっても，代行業者等の第三者に依頼して上記の行為を行うことは違法となります．

JCOPY　〈出版者著作権管理機構　委託出版物〉
本書の無断複製は著作権法上での例外を除き禁じられています．複製される場合は，そのつど事前に，出版者著作権管理機構（電話 03-5244-5088, FAX 03-5244-5089, info@jcopy.or.jp）の許諾を得てください．

●はじめに

　早いもので『看護師国家試験　解剖生理学クリアブック』の初版が出版されてから8年が経ちました。その間，医学の進歩は目覚ましく，iPS細胞を始めとして次々に新しい発見がありました。それに伴って解剖生理学の教科書も数回の改訂が加えられ，また国家試験の出題基準も問題内容も変化してきました。用語にも変更が加えられました。

　解剖生理学ではヒトのからだの正常構造と機能を学びます。なんらかの原因で構造や機能がこわれた結果，疾病が生じます。覚えることが膨大で，また，目に見えない現象を扱うことも多く，皆さんにとっては時に難解に思われる分野かもしれません。国家試験でも出題数が多く，頭痛のタネの1つでしょう。

　しかし，解剖生理学で学ぶ内容には，患者さんに的確なケアを提供するためには知らなくてはいけないことが満載です。また，多職種の医療チームの中での「共通語」を知らないとチームが正しく機能しなくなります。さらに，患者さんからの質問や相談に正しく，わかりやすくこたえることができれば，患者さんは安心し，信頼関係も深まります。これらの意味からもぜひ集中して勉強してください。この問題集が定期試験や国家試験対策の一助になるだけではなく，「使える知識」のレベルアップにもつながることを望んでいます。

　今回，この問題集に収載された問題の一部には，教科書レベルよりもやや難しいですが，これから医療現場で必要になっていく可能性の高い知識を問う問題が含まれています。授業で使う解剖生理学の教科書をかたわらにおいて学習するのはもちろんなのですが，もし余裕があれば，解剖学や生理学のほかの書籍も手に取ってみてください。新しい発見があるかもしれません。また，本書を勉強する際には，正誤を確かめるだけではなく，解説に書いてあることもしっかりと理解してください。1人で学習するのではなく，グループ学習により知識をさらに深めることも有効でしょう。

　皆さんが正しい解剖生理学の知識を身につけ，臨床現場で活躍することを期待しています。

2015年10月

日本生理学会副理事長(教育担当)
日本生理学会教育委員会委員長

鯉淵典之

● 問題作成者

日本生理学会教育委員会
解剖生理学クリアブック編集部会

鯉淵　典之
群馬大学副学長　大学院医学系研究科医科学専攻
応用生理学分野教授

山下　俊一
女子栄養大学名誉教授

椎橋実智男
埼玉医科大学医学部生理学教授

渋谷まさと
女子栄養大学短期大学部生理学研究室教授

河合　康明
鳥取大学名誉教授

鈴木　敦子
健康科学大学名誉教授

黒澤美枝子
国際科学振興財団バイオ研究所特任研究員

石松　秀
医療法人如水会　嶋田病院　医師

奥村　哲
玉川大学脳科学研究所脳・心・社会融合
研究センター教授

岡田　隆夫
順天堂大学医学部医学教育研究室特任教授

渡邉マキノ
順天堂大学医学部生理学第二講座准教授

● 解剖学分野監修

坂井　建雄
順天堂大学保健医療学部特任教授

- 問題のブラッシュアップにあたっては，小山なつ（滋賀医科大学生理学講座統合臓器生理学准教授）の協力を得た．
- 全体のとりまとめは鯉淵典之と渡邉マキノが行った．

● 目次

第 1 章　必修問題──────4
　　　　（各領域の問題作成者）

第 2 章　細胞・組織の構造と機能──16
　　　　山下　俊一

第 3 章　体液とホメオスタシス──20
　　　　山下　俊一

第 4 章　栄養の消化と吸収──26
　　　　鯉淵　典之

第 5 章　呼吸とその調節──48
　　　　椎橋実智男

第 6 章　循環とその調節──68
　　　　渋谷まさと

第 7 章　血液の構成と機能──100
　　　　河合　康明

第 8 章　体液の調節と尿の生成──112
　　　　渡邉マキノ

第 9 章　自律神経による調節──134
　　　　鈴木　敦子

第10章　内分泌系による調節──142
　　　　鯉淵　典之

第11章　からだの支持と運動──164
　　　　黒澤美枝子

第12章　神経系の構造と機能──184
　　　　石松　秀

第13章　感覚器の構造と機能──204
　　　　奥村　哲

第14章　外部環境からの防御──216
　　　　鈴木　敦子

第15章　生殖・発生と老化のしくみ──224
　　　　岡田　隆夫

第16章　体表からみた人体──232
　　　　渡邉マキノ

● 本書の特色と構成

本書の特色　皆さんが本書で学習する解剖生理学は，看護師国家試験出題基準では「人体の構造と機能」にあたるものです。2010年（第99回）から2015年（第104回）の看護師国家試験の既出問題をみてみると，例年，全240問のうちの15問前後が「解剖生理学」に分類される問題となっています。いかに重要な教科であるのかがわかるでしょう。

　また，カリキュラム上の専門基礎科目として位置づけられる「解剖生理学」の内容は，成人看護学をはじめとした専門科目の基礎となるものです。看護師国家試験への対策としてだけでなく，これから臨床の場で看護を実践するための基礎としても，知識を確実なものとしておきましょう。

　本書では，看護師国家試験の既出問題を参考にしながら作成した約380問を，「解剖生理学」の項目ごとに掲載しています。これらの問題を解くことで，知識の確認ができ，さらに看護師国家試験の形式に慣れていくことでしょう。

　それぞれの問題には正解番号だけでなく，詳しい解説も掲載しています。正解した問題でも目を通し，自学自習に役だててください。

本書の構成　▶左ページ

- 看護師国家試験と同様に，四肢択一・五肢択一・五肢択二方式の問題となっています。
- 一部の問題に 基本知識 ▶ 臨床での応用 ▶ のアイコンを付けてあります。

　基本知識 ▶必修問題よりはやや難易度が高いですが，必ず理解しておかなければいけない内容についての問題です。

　臨床での応用 ▶少し応用的ですが，臨床の場で患者さんの状態などを理解するために必要となる知識についての問題です。

- チェックボックス：解いた問題の右上の□をチェックしましょう。

▶右ページ

- 解説：その問題を解答するために必要となる知識が書かれています。さらに，その問題に関連する重要事項について，図表でまとめてあるものもあります。
- Step Up ：問題に関連して知っておきたい事項を掲載しています。
- Key word ▶：その問題に関して，理解しておくべき重要な用語を示しています。

1 必修問題

必修 1　細胞小器官の機能

エネルギー産生に重要な細胞小器官はどれか。

1. 中心小体
2. リソソーム
3. リボソーム
4. ミトコンドリア

必修 2　ホメオスタシス

ホメオスタシスについて正しいのはどれか。

1. 瞬発的な筋運動のことである。
2. ストレスを感じて生じる感情のことである。
3. 刺激に対して痛みを感じるしくみのことである。
4. 内部環境を一定に保とうとするしくみのことである。

必修 3　電解質の役割

電解質の役割について正しいのはどれか。

1. カルシウムイオンは筋収縮に重要である。
2. ナトリウムイオン濃度は静止電位の維持に関与する。
3. 塩素イオン濃度の上昇は活動電位の発生原因となる。
4. カリウムイオンは血漿浸透圧の調節に最も重要な役割を担う。

1.	中心小体(中心体)は，2つ1組の中心子からなる。中心子は細胞分裂のときに細胞の両極に移動し，紡錘糸によって染色体を引き寄せる中心となる。	1. ×
2.	リソソーム(水解小体)は，加水分解のための酵素を多く含んでおり，不要になった細胞の構成成分や，細胞内に取り込んだ物質を分解する。	2. ×
3.	リボソームは顆粒状の小さな細胞小器官で，核から遺伝情報を運んできた mRNA をもとにタンパク質の合成を行う。	3. ×
4.	ミトコンドリアは球形または糸状の構造で，内膜と外膜からなる。炭水化物や脂質を酸化する酵素を含み，細胞内の活動のエネルギー源となる ATP を産生する。	4. ○
Key word ▶ 中心小体，リソソーム，リボソーム，ミトコンドリア，エネルギー産生		正解 4

細胞が存在する体内の環境を内部環境とよぶ。細胞は内部環境が一定の範囲内にないと生きていくことができない。温度や湿度など，たえず変動する外部環境に対して内部環境を一定に保とうとするからだのはたらきをホメオスタシスとよぶ。		1. ×
		2. ×
		3. ×
		4. ○
Key word ▶ ホメオスタシス，内部環境		正解 4

1.	筋細胞では，細胞外から細胞内へのカルシウムイオン(Ca^{2+})の流入，あるいは小胞体から細胞質へのCa^{2+}の放出により収縮が引きおこされる。細胞内 Ca^{2+}濃度の上昇は，筋細胞のみならず，さまざまな細胞で，その機能発現に関与している。	1. ○
2.	通常，細胞膜を隔てて，細胞内は細胞外に対して約－80 mV の静止電位(静止膜電位)をもっている。この静止電位は，細胞膜内外のカリウムイオン(K^+)濃度の比によって決まる。細胞外の K^+濃度が上昇すると，静止電位はしだいに脱分極する。脱分極によって静止電位が閾値をこえると，ナトリウムイオン(Na^+)が細胞外から細胞内に流入し，活動電位が発生する。	2. ×
3.	塩素イオン(塩化物イオン，Cl^-)濃度が上昇し，Cl^-が細胞内に流入すると過分極が生じる。	3. ×
4.	血漿浸透圧を発生する溶質の 95%以上が Na^+とそれに伴う陰イオン(Cl^-や炭酸水素イオン〔HCO_3^-〕など)に由来する。したがって，血漿浸透圧調節のために最も重要な電解質は Na^+である。	4. ×
Key word ▶ 電解質，浸透圧，静止電位，活動電位，筋収縮		正解 1

必修 4　消化液の性質と機能

消化液について正しいのはどれか。

1. 唾液には消化酵素は含まれない。
2. 胃液はタンパク質の一部を消化する。
3. 膵液は糖質を単糖類にまで分解する。
4. 胆汁は脂肪を脂肪酸とグリセロールに分解する。

必修 5　食物の流れ

摂取した食物の輸送経路について正しいのはどれか。

1. 口腔の食塊は喉頭へ輸送される。
2. 食道の食塊は幽門から胃に流入する。
3. 十二指腸の内容物は次に空腸に移動する。
4. 小腸の内容物は次に下行結腸へ流出する。

必修 6　縦隔の構造

縦隔にあるのはどれか。

1. 咽　頭
2. 肺
3. 心　臓
4. 肝　臓

必修 7　酸素分圧

酸素分圧が最も高いのはどれか。

1. 動脈血
2. 静脈血
3. 肺胞気
4. 末梢組織

1. 唾液には消化酵素の唾液アミラーゼ（プチアリン）が含まれ，糖質の消化に関与する。	1.	×
2. 胃液にはペプシンが含まれ，タンパク質の一部を消化する。	2.	○
3. 膵液中のアミラーゼは糖質を二糖類やオリゴ糖にまで消化する。	3.	×
4. 胆汁は脂肪を乳化し，吸収を促進するためには不可欠だが，消化機能はない。脂肪は，膵臓から分泌されるリパーゼが消化する。	4.	×
	正解 2	

Key word ▶ 唾液，胃液，膵液，胆汁

1. 口腔の食塊は咽頭へ輸送される。喉頭は気道の入り口で，食物は流入しない。誤って流入すると咳反射が生じる。	1.	×
2. 食道の食塊は噴門から胃に流入する。幽門は胃の流出部の名称である。	2.	×
3. 十二指腸の内容物は，次に空腸へと移動する。その後，回腸を経て，回盲部で大腸に入る。	3.	○
4. 小腸の内容物は，回盲部から上行結腸へと流出する。	4.	×
	正解 3	

Key word ▶ 消化管，消化経路

胸腔の中央にある縦隔は，横隔膜の上部にある左右の肺の間の空間である。縦隔には心臓・気管・食道・大血管・脈管などが含まれる。	1.	×
	2.	×
	3.	○
	4.	×
	正解 3	

Key word ▶ 縦隔，心臓，肺，気管

肺胞と毛細血管および，毛細血管と末梢組織の酸素のやりとりは，すべて拡散によるものである。つまり，酸素は濃度の高いほうから低いほうへと送られる。外気に最も近い肺胞における酸素分圧が最も高く，末梢組織の酸素分圧が最も低い。		
1. 健常成人では動脈血の酸素分圧はおおよそ 96 mmHg である。	1.	×
2. 健常成人では静脈血の酸素分圧はおおよそ 40 mmHg である。	2.	×
3. 健常成人では肺胞気の酸素分圧はおおよそ 100 mmHg である。	3.	○
4. 末梢組織の酸素分圧は静脈血より低い。	4.	×
	正解 3	

Key word ▶ 酸素分圧，肺胞，動脈血，静脈血

必修 8　心臓の自動性

正常な心臓で心拍数を決めるのはどこか。

1. ヒス束
2. 洞房結節
3. 房室結節
4. プルキンエ線維

必修 9　血液循環

血液循環について正しいのはどれか。

1. 肺動脈は動脈血を運ぶ。
2. 右心室から全身へ血液が送り出される。
3. 上半身の静脈血と下半身の静脈血は別々に心房へ入る。
4. 血液は心臓，動脈，静脈，毛細血管，心臓の順に流れる。

必修 10　血液

血液について正しいのはどれか。

1. 体重の約20％を占める。
2. 物質運搬に重要な役割を果たす。
3. 胎児の血管内には母親の血液が流れる。
4. 赤血球の産生は生後では肝臓で行われる。

必修 11　近位尿細管の機能

近位尿細管で100％再吸収されるのはどれか。

1. 水
2. 尿　酸
3. アミノ酸
4. アンモニア

1. ヒス束は房室間の伝導路であり，自発的に興奮し，心拍数を決定することはない。	1.	×
2. 心臓の心拍数は，右心房の上大静脈開口部にある洞房結節の歩調とり（ペースメーカー）細胞の自発的な興奮リズムの速さで決定される。	2.	○
3. 房室結節は，洞房結節が停止した場合に自発的に興奮し，心拍数を決定することもあるが，正常ではない。	3.	×
4. プルキンエ線維は刺激伝導路の末端であり，自発的に興奮し，心拍数を決定することはない。	4.	×

正解 2

Key word ▶ 刺激伝導系，房室結節，洞房結節，歩調とり（ペースメーカー）細胞

1. 肺動脈は静脈血を運ぶ。	1.	×
2. 右心室からは肺循環が始まり，左心室から全身へ送られる体循環が始まる。	2.	×
3. 上半身からの上大静脈と下半身からの下大静脈は合流せず別々に心房へ入る。	3.	○
4. 血液は心臓，動脈，毛細血管，静脈，心臓の順に流れる。	4.	×

正解 3

Key word ▶ 血液循環，体循環，肺循環

1. 血液は体重の約8%を占める。	1.	×
2. 最も重要な血液の機能的役割は，物質運搬である。	2.	○
3. 栄養素や酸素は母体から胎児に送られるが，母親の血液が胎児を流れることはない。	3.	×
4. 赤血球の産生（造血）は，中期以降の胎児期では肝臓で，生後には骨髄で行われる。	4.	×

正解 2

Key word ▶ 血液産生，血液量，血液の生理機能

◎近位尿細管で再吸収・分泌される物質

再吸収		分泌
100%	80%	
グルコース アミノ酸 ビタミン	水 Na$^+$ K$^+$ Ca^{2+} HCO$_3^-$ HPO$_4^{2-}$	尿酸 アンモニア パラアミノ馬尿酸 H$^+$

1. 糸球体から濾過された水は，近位尿細管で約80%が再吸収される。そのほか，ナトリウムイオン（Na$^+$）・カリウムイオン（K$^+$）・カルシウムイオン（Ca^{2+}）・重炭酸イオン（炭酸水素イオン，HCO$_3^-$）・リン酸水素イオン（HPO$_4^{2-}$）も近位尿細管で80%が再吸収される。	1.	×
2. 尿酸は近位尿細管に分泌される。	2.	×
3. アミノ酸のほかに，グルコースとビタミンも近位尿細管で100%再吸収される。	3.	○
4. アンモニアは近位尿細管に分泌される。	4.	×

正解 3

Key word ▶ 近位尿細管，再吸収，分泌

必修 12　体液

体液について正しいのはどれか。

1. 成人では体重の 1/3 が水である。
2. 全体液の 1/3 が細胞内に存在する。
3. 乳児は体重あたりの水分量が成人より少ない。
4. 細胞外に存在する水の約 1/4 が血管内に存在する。

必修 13　交感神経の作用

交感神経の作用はどれか。

1. 発　汗
2. 瞳孔の縮小
3. 気管支の収縮
4. 膵液の分泌促進

必修 14　ホルモンの種類

ステロイドホルモンはどれか。

1. インスリン
2. アドレナリン
3. サイロキシン
4. テストステロン

必修 15　ホルモンの特徴

ホルモンの特徴について正しいのはどれか。

1. 内分泌器官より血中や腸管内に分泌される生理活性物質をホルモンとよぶ。
2. ホルモン分泌はおもに神経細胞からの刺激により調節される。
3. ホルモンは受容体をもっている細胞にのみ作用する。
4. ホルモンの受容体は細胞膜にのみ存在する。

1. 成人では，体重の 60%が水分，つまり体液である。	1.	×
2. 体液の 2/3 は細胞内（細胞内液）に，1/3 は細胞外（細胞外液）に分布する。	2.	×
3. 生後 6 か月ぐらいまでの乳児では，体内水分量が体重の 70～75%であり，成人より多い。	3.	×
4. 細胞外液の約 1/4 が血漿であり，約 3/4 が間質液（組織液）である。	4.	○

正解 4

Key word ▶ 体液，細胞内液，細胞外液

1. 交感神経の活動により汗腺が刺激され，発汗がおこる。	1.	○
2. 交感神経の活動により瞳孔散大筋が収縮し，瞳孔は散大する。	2.	×
3. 交感神経の活動により気管支平滑筋が弛緩し，気管支は拡張する。	3.	×
4. 交感神経の活動により膵液分泌は抑制される。	4.	×

正解 1

Key word ▶ 汗腺，気管支，瞳孔，膵臓

1. インスリンは膵臓ランゲルハンス島の β 細胞から分泌されるペプチドホルモンである。	1.	×
2. アドレナリンは副腎髄質から分泌されるアミノ酸誘導体ホルモンである。	2.	×
3. サイロキシンは甲状腺から分泌されるアミノ酸誘導体ホルモンである。	3.	×
4. テストステロンは代表的な男性ホルモン（アンドロゲン）で，ステロイドホルモンである。	4.	○

正解 4

Key word ▶ ペプチドホルモン，アミノ酸誘導体，ステロイドホルモン

1. 内分泌器官より血中に分泌される生理活性物質をホルモンとよぶ。間質に分泌されて近傍の細胞に作用（傍分泌）する場合は広義のホルモンとよばれることもあるが，腸管などの体外に分泌されるものはホルモンには含めない。	1.	×
2. 神経刺激により分泌されるホルモンもあるが，多くのホルモンは上位のホルモン（刺激ホルモン・抑制ホルモン）からの刺激と下位のホルモンからのフィードバック機構で調節される。	2.	×
3. ホルモンは細胞膜や細胞質・核内に存在する受容体と結合して作用する。	3.	○
4. 上述したように，ホルモン受容体は細胞質や核内にも存在する。	4.	×

正解 3

Key word ▶ フィードバック，ホルモン受容体

必修 16　肩関節

肩関節はどれに分類されるか。

1. 鞍関節
2. 球関節
3. 車軸関節
4. 蝶番関節

必修 17　間脳の機能

体温調節中枢はどこにあるか。

1. 橋
2. 延髄
3. 小脳
4. 視床下部

必修 18　対光反射

対光反射に関与するのはどれか。

1. 滑車神経
2. 顔面神経
3. 三叉神経
4. 動眼神経

1. 鞍関節は，双方の関節面が鞍状で，直角にまじわる2本の回転軸をもつ二軸性の関節である。母指の手根中手関節が，その例である。	1.	×
2. 球関節は，3次元のあらゆる方向に自由に動く多軸関節であり，肩関節や股関節が分類される。	2.	○
3. 車軸関節は，上橈尺関節・下橈尺関節などでみられる。円筒状の関節頭と車の軸受けのような関節窩からなり，骨の長軸まわりに回転運動を行う一軸性の関節である。	3.	×
4. 蝶番関節は，腕尺関節などにみられる屈曲・伸展を行う一軸性の関節である。	4.	×
関節面の形状は，関節の部位によってさまざまであり，上記のほかに平面関節・顆状関節もある。関節面の形状によって関節の可動性が決まり，また可能な運動の方向により，多軸性・二軸性・一軸性に区別される。 **Key word ▶** 関節の種類，可動域，回転軸	正解 2	

1. 橋は，中脳・延髄とともに脳幹をなし，生命を維持するうえで不可欠な呼吸・心臓・消化などの中枢がある。	1.	×
2. 延髄は，橋・中脳とともに脳幹をなし，多くの脳神経の神経核がある。	2.	×
3. 小脳は，姿勢や運動の調整を行う。	3.	×
4. 体温調節中枢は視床下部にある。皮膚や脳内各所，腹部内臓などからの温度情報は，視床下部に集められ，調整される。	4.	○
Key word ▶ 視床下部，脳幹	正解 4	

1. 滑車神経は，眼球運動をつかさどる。	1.	×
2. 顔面神経は，顔面の表情筋，味覚をつかさどる。	2.	×
3. 三叉神経は，顔面の感覚と咀嚼筋の運動をつかさどる。	3.	×
4. 動眼神経は，眼球運動のほかに，瞳孔括約筋を介して縮瞳させる。	4.	○
Key word ▶ 対光反射，脳神経，動眼神経	正解 4	

必修 19　視細胞

視細胞があるのはどれか。

1. 角　膜
2. 強　膜
3. 網　膜
4. 脈絡膜

必修 20　体温調節

熱産生を増やす反応はどれか。

1. 発　汗
2. 立　毛
3. ふるえ
4. 皮膚血管の拡張

必修 21　精子の染色体数

精子がもつ染色体数をあらわしているのはどれか。2つ選べ。

1. 44＋XY
2. 44＋XX
3. 44＋Y
4. 22＋X
5. 22＋Y

1 必修問題

1.	角膜は，眼球の前 1/6（直径約 10～20 mm）をおおう透明な膜で，規則的に配列したコラーゲン線維からなる。	1. ×
2.	強膜は，眼球の最も外側にあるコラーゲン線維を主体とする強靱な膜であり，血管に乏しいため白く見える。	2. ×
3.	網膜は眼球壁の最内層にあり，外層から色素上皮，視細胞（杆体と錐体），双極細胞，神経節細胞，視神経線維などが整然と配列する。光はまず最深層の視細胞によって感受され，その情報は網膜内でさまざまな処理をされながら浅層に伝わっていく。視覚情報は最終的には浅層の神経節細胞から出力される視神経線維を通して脳に送られる。	3. ○
4.	脈絡膜は強膜の内側に存在し，血管と色素細胞に富む赤黒い薄膜である。眼球内部を暗くするとともに，眼球壁を栄養する。	4. ×
Step Up	角膜には神経が豊富に分布しているため，異物による刺激で鋭く痛むほか，刺激により眼瞼がすばやく閉じる角膜反射が可能になっている。	正解 3
Key word ▶ 眼球，視細胞，網膜		

1.	汗が体表面から蒸発するとき，気化熱が奪われ，熱放散が増える。	1. ×
2.	体毛におおわれている動物では，立毛により皮膚表面に接する空気層が厚くなり，熱放散が減る。	2. ×
3.	ふるえは骨格筋の細かい不随意的な収縮である。ふるえにより骨格筋で代謝が高まり，熱産生が増える。	3. ○
4.	皮膚血管が拡張すると，皮膚温が上昇し，熱放散が増える。	4. ×
		正解 3
Key word ▶ 体温調節，熱産生，熱放散		

1.	男性の体細胞（全身を構成する生殖細胞以外のすべての細胞）の染色体数である。	1. ×
2.	女性の体細胞の染色体数である。	2. ×
3.	X 染色体を欠くと胚として生育できない。	3. ×
4.	生殖細胞は減数分裂によって染色体の数が半減する。このため常染色体の数は 22 本となり，性染色体は X または Y をもつものが同数できる。X 染色体をもつ精子と卵が受精すると XX となり，女性となる。	4. ○
5.	Y 染色体をもつ精子と卵が受精すると XY となり，男性となる。	5. ○
		正解 4, 5
Key word ▶ 精子，染色体		

2 細胞・組織の構造と機能

2-1 細胞周期

細胞周期をあらわした図である。DNA の複製がおきているのはどれか。

1. ア
2. イ
3. ウ
4. エ
5. オ

ア 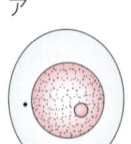 イ 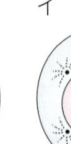 ウ 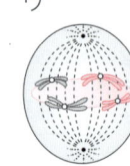 エ 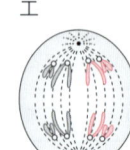 オ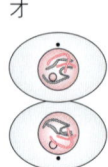

2-2 タンパク質の合成

タンパク質の合成時にアミノ酸配列の情報をもつのはどれか。

1. mRNA
2. tRNA
3. ヒストン
4. リボソーム

1.	増殖している細胞は，細胞分裂をしている**分裂期**と，分裂していない**間期**とを繰り返している。この繰り返しを**細胞周期**という。アは**間期**の細胞を示しており，この時期の一部で DNA が**合成**されて**複製**される。	1. ○
2.	イは分裂期の**前期**の細胞を示している。**中心小体**が分裂し，染色体が糸状に見えるようになる。やがて**核小体**と**核膜**が消失する。	2. ×
3.	ウは分裂期の**中期**の細胞を示している。染色体は**赤道面**に並び，**紡錘糸**が付着する。	3. ×
4.	エは分裂期の**後期**の細胞を示している。染色体が 2 つに分かれ，**紡錘糸**に引かれて両極へ移動する。	4. ×
5.	オは分裂期の**終期**の細胞を示している。染色体が**核膜**に包まれ，**核小体**があらわれる。**細胞質**の分裂が進む。	5. ×
	Key word ▶ DNA の複製，間期，分裂期，染色体	正解 1

	タンパク質はアミノ酸が 100～1 万個ほど結合してできた長い分子である。タンパク質の合成は，まず遺伝情報である DNA の二重らせんの一部が開き，DNA の**塩基配列**に対応する［1］**mRNA** が合成される。次に mRNA は細胞質に移動し，［4］**リボソーム**と結合する。［2］**tRNA** によってリボソームに運ばれてきた**アミノ酸**が，mRNA の塩基配列に対応した順番に次々と結合し，タンパク質が合成される。	1. ○
		2. ×
	DNA は［3］**ヒストン**というタンパク質に結合して核内にたくわえられており，細胞分裂の際には DNA とヒストンが凝集して染色体となる。	3. ×
		4. ×
	Key word ▶ タンパク質の合成，mRNA，tRNA，リボソーム，アミノ酸	正解 1

2-3 細胞膜のタンパク質の機能

基本知識　細胞膜にあるポンプはどれか。

1. ア
2. イ
3. ウ
4. エ

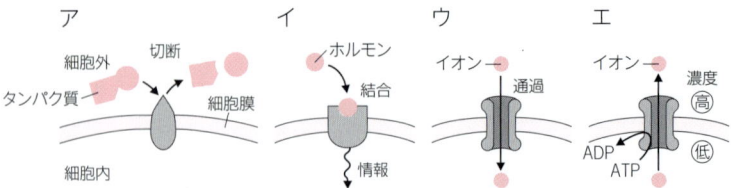

2-4 消化器と呼吸器の上皮

器官と上皮の組合せで正しいのはどれか。

1. ア
2. イ
3. ウ
4. エ

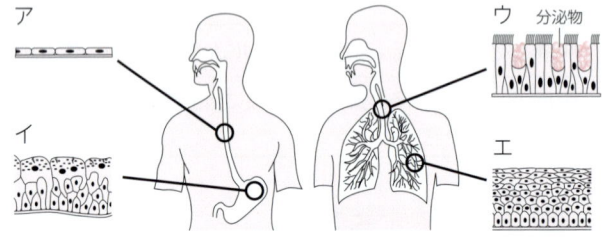

2-5 組織の再生

臨床での応用　傷害時に再生せずに線維化する組織はどれか。

1. 心　筋
2. 骨組織
3. 脂肪組織
4. 上皮組織

	タンパク質は細胞質で合成されたのち，細胞内で機能を発揮するものと細胞膜に運ばれて機能を発揮するものとに分類される。細胞膜で機能を発揮するタンパク質は，酵素，受容体，輸送体に区別することができ，輸送体はさらにチャネル，ポンプ，担体に分類することができる。	
1.	アは酵素の作用を示している。酵素は物質をほかの物質に変化させる役割を担う。	1. ×
2.	イは受容体への作用を示している。受容体に特定のホルモンや神経伝達物質が結合すると，細胞内に情報が伝えられる。	2. ×
3.	ウはイオンチャネルを示している。チャネルは，濃度勾配，あるいは電気的勾配にしたがって特定の物質を通過させる。	3. ×
4.	エはポンプを示している。ポンプは，ATPをエネルギー源として濃度勾配，あるいは電気的勾配に逆らって特定の物質を輸送する。	4. ○
	Key word ▶ タンパク質，酵素，受容体，輸送体	正解 4

1.	皮膚および，口から食道までの消化管の粘膜，腔の粘膜は機械的に強靭な重層扁平上皮である(エの図)。アは単層扁平上皮であり，肺胞や腹膜，血管などに存在する。	1. ×
2.	胃や腸の粘膜は，消化液の分泌や吸収を効率的に行う単層円柱上皮である(右図)。イは移行上皮であり，膀胱や尿管に存在する。	2. ×
3.	気管や精管の粘膜は多列線毛上皮である。自由面にある線毛によって表面の液をゆるやかに運ぶ。	3. ○
4.	肺胞の上皮は酸素や二酸化炭素を通しやすい単層扁平上皮である(アの図)。エは重層扁平上皮であり，皮膚や食道粘膜に存在する。	4. ×
	Key word ▶ 上皮組織	正解 3

1.	心筋は再生しない。心筋梗塞によって心筋の壊死がおこると，線維芽細胞が分裂し，線維性結合組織に置きかわる。	1. ○
2.	骨組織は骨細胞が骨基質をつくり，破骨細胞が骨基質をとかすことで，つねに置きかわっている。骨折部位も正しい位置が保持されれば新しい骨で修復される。	2. ×
3.	脂肪組織は，疎性結合組織の中に多量の脂肪細胞が集まったものである。一時的に欠損しても再生により修復される。	3. ×
4.	皮膚や粘膜などの上皮組織では，古くなった細胞が脱落し，細胞分裂により新たな細胞が補われる。びらんなどにより上皮組織が一時的に欠損しても，再生により修復される。	4. ×
	Key word ▶ 心筋，骨組織，脂肪組織，上皮組織	正解 1

3 体液とホメオスタシス

3-1 ホメオスタシス

脳幹にあるのはどれか。

1. 飲水中枢
2. 呼吸中枢
3. 摂食中枢
4. 体温調節中枢

3-2 フィードバック機構

基本知識

正のフィードバック機構はどれか。

1. 寒冷時のふるえ
2. 脱水時の尿量減少
3. 分娩時の子宮収縮
4. 運動時の呼吸数増加

3-3 促進性の調節と抑制性の調節

ホルモンの分泌調節について正しいのはどれか。

1. 交感神経活動の増加は副腎髄質ホルモンの分泌を抑制する。
2. 血漿カルシウム濃度の低下は副甲状腺ホルモンの分泌を抑制する。
3. エストロゲンは卵胞期末期に性腺刺激ホルモンの分泌を促進する。
4. 甲状腺ホルモンは甲状腺刺激ホルモン放出ホルモンの分泌を促進する。

#	内容	判定
1.	飲水中枢は視床下部に存在する。血漿浸透圧が上昇すると飲水中枢が興奮し，口渇感を感じて飲水行動をとる。飲水は血漿浸透圧を下げるようにはたらく。	1. ×
2.	脳幹には呼吸中枢が存在し，呼吸リズムの発生と呼吸調節を行っている。動脈血の酸素濃度と二酸化炭素濃度は，呼吸中枢により一定に保たれている。	2. ○
3.	摂食中枢は視床下部に存在し，食欲を調節している。血中のホルモンや内臓からの神経性情報により，空腹感や満腹感が生じる。	3. ×
4.	体温調節中枢は視床下部に存在し，体温の恒常性を保っている。ここでセットポイントとよばれる体温の調節レベルを決定し，体温がこのレベルとなるように熱の産生と放散が調節されている。	4. ×

Key word ▶ ホメオスタシス，飲水中枢，呼吸中枢，摂食中枢，体温調節中枢　　　　　正解 2

#	内容	判定
1.	寒冷によって体温の低下がおこると，負のフィードバックとして視床下部の体温調節中枢に作用する。その結果，骨格筋の収縮による熱産生（ふるえ）と立毛筋の収縮（鳥肌）がおこり，体温が維持される。	1. ×
2.	脱水によっておこる血漿浸透圧の上昇が負のフィードバックとなって，視床下部の飲水中枢を興奮させ，飲水行動をとらせる。また，下垂体後葉からのバソプレシン（抗利尿ホルモン，ADH）の分泌を促進するため，尿量が減少する。これらの結果，血漿浸透圧は一定に保たれる。	2. ×
3.	分娩時の胎児の下降によって子宮頸部が伸展されると，それが刺激になってオキシトシン分泌が増加して子宮が収縮する。これは正のフィードバックの例である。	3. ○
4.	運動によっておこる動脈血酸素濃度の低下および，二酸化炭素濃度の上昇が負のフィードバックとなり，脳幹にある呼吸中枢に作用して呼吸数が増加する。その結果，動脈血の酸素濃度と二酸化炭素濃度は一定に保たれる。	4. ×

Key word ▶ 正のフィードバック，負のフィードバック　　　　　正解 3

#	内容	判定
1.	副腎は交感神経節前線維により支配され，神経活動の増加は副腎髄質からカテコールアミンの分泌を引きおこす。	1. ×
2.	血漿カルシウム濃度の低下は，副甲状腺ホルモンの分泌を促進する。	2. ×
3.	エストロゲンは，低濃度では性腺刺激ホルモンに対して負のフィードバックを示す。しかし，卵胞期（月経から排卵まで）の末期に血中エストロゲン濃度が高いレベルに達すると，性腺刺激ホルモン（ゴナドトロピン）に対して正のフィードバック作用をおこし，性腺刺激ホルモンの分泌を刺激する。	3. ○
4.	甲状腺ホルモンは，視床下部からの甲状腺刺激ホルモン放出ホルモン分泌と，下垂体からの甲状腺刺激ホルモン分泌の両方を抑制する。	4. ×

Key word ▶ フィードバック，促進性調節，抑制性調節　　　　　正解 3

3-4 体液

基本知識

体液について正しいのはどれか。

1. 体液の pH は 7.0 である。
2. 細胞内液は体重の 60％を占める。
3. 体液の浸透圧は約 290 mOsm/L である。
4. 細胞外液の陽イオンはカリウムイオンが最も多い。

3-5 体液

体液について正しいのはどれか。

1. 体液の 60〜70％は間質液である。
2. 加齢に伴って細胞内液量は増加する。
3. 浮腫は間質液量の増加によって生じる。
4. 同じ重量の糖質と脂質から生成される代謝水の量はかわらない。

3-6 水の出納

水の出納で正しいのはどれか。

1. 大量の発汗は脱水の原因となる。
2. 便への水の排泄は不感蒸散の 1 つである。
3. 代謝水はエネルギー産生に用いられる水分である。
4. 老廃物の排泄のためには最低でも 1 日約 50 mL の排尿が必要である。

3-7 水と電解質の調節

水・電解質の調節について正しいのはどれか。

1. 循環血液量の減少はレニンの分泌を増加させる。
2. 過剰な飲水は血中ナトリウム濃度を上昇させる。
3. バソプレシンは尿浸透圧を低下させる。
4. アルドステロンは腎臓からのカリウム排泄を減少させる。

1.	体液のpHは，7.4前後(7.40±0.05)に保たれている。	1. ×
2.	人体を構成する最大の要素は水であり，体重の約60%を占める。そのうちの2/3(体重の40%)は細胞内液であり，残りの1/3(体重の20%)は細胞外液として存在する。細胞外液の3/4(体重の15%)は細胞の周囲を満たす間質液であり，残り1/4(体重の5%)は血漿である。	2. ×
3.	体液浸透圧は，290 mOsm/L 前後(284±10 mOsm/L)に保たれている。	3. ○
4.	細胞外液の陽イオンで最も多いのはナトリウムイオン(Na^+)であり，細胞内液の陽イオンで最も多いのはカリウムイオン(K^+)である。	4. ×
Step Up	浸透圧は膜を隔てた溶液間に生じる圧のことであり，本来の単位は mmHg または Torr である。圧差を生じる粒子濃度は浸透圧濃度とよぶのが正確だが，浸透圧濃度を浸透圧と表現することも多い。	正解 3
Key word ▶ 体液量，細胞外液と細胞内液のイオン組成，血漿 pH，血漿浸透圧		

1.	体液は体重の約60%であり，間質液は体重の約15%である。したがって，間質液は体液の約25%を占めることになる(15÷60＝0.25)。なお，細胞内液は体重の約40%であり，体液の約67%である(40÷60≒0.67)。	1. ×
2.	加齢に伴って細胞内液量は減少する。このおもな原因は，水分を多く含む筋細胞数が減少し，水分が少ない脂肪細胞が増えるためと考えられている。	2. ×
3.	浮腫とは，間質液(組織液)量がさまざまな原因で増加した状態である。	3. ○
4.	代謝水とは，糖質・脂質・タンパク質が代謝されるときに発生する水のことである。一般に脂質は，分子中に含まれる水素原子数が糖質より多いため，同じ重量あたりに発生する代謝水の量が多い。	4. ×
Key word ▶ 細胞内液，細胞間質液，浮腫，代謝水		正解 3

1.	発汗は，暑熱下では1日約1,500 mL程度，激しい運動を長時間行うと1日5,000 mLにも達する。そのため，多量の発汗がおきているときに水分補給をしないと脱水となる。	1. ○
2.	1日あたり，糞便から約100 mL，尿として約1,500 mL，呼吸に伴い約300 mL，皮膚から約600 mLの水が体外に排出される。このうち，呼吸に伴うものと皮膚からの蒸発は意識されることがなく，不感蒸散とよばれる。	2. ×
3.	代謝水とは，体内で糖質・脂質・タンパク質が代謝されるときに発生する水のことである。	3. ×
4.	体内で生成した老廃物を排泄するために最低限必要な尿(不可避尿)は1日約500 mLである。	4. ×
Key word ▶ 不感蒸散，脱水，代謝水		正解 1

1.	循環血液量が減少すると，それが刺激となって腎臓の傍糸球体装置からレニンが分泌される。レニンは血漿中のアンギオテンシノゲンを分解してアンギオテンシンⅠをつくる。さらに，アンギオテンシンⅠはアンギオテンシン変換酵素(ACE)の作用によりアンギオテンシンⅡとなり，アルドステロン分泌の促進や，血管の収縮を引きおこして血圧を上昇させる。	1. ○
2.	過剰に飲水すると血液が希釈されるため，ナトリウム濃度は低下する。	2. ×
3.	バソプレシン(抗利尿ホルモン，ADH)は，腎臓における水の再吸収を促進するため，尿が濃縮されて浸透圧は上昇する。	3. ×
4.	アルドステロンは，腎臓におけるナトリウムの再吸収を促進し，交換でカリウムが排泄されるため，カリウムの排泄量は増加する。	4. ×
Key word ▶ レニン，バソプレシン，アルドステロン		正解 1

3 体液とホメオスタシス

3-8 脱水

脱水について正しいのはどれか。

1. 脱水時にはヘモグロビン濃度が低下する。
2. 乳児は成人に比べて脱水をおこしにくい。
3. 脱水時にはバソプレシンの分泌が増加する。
4. 脱水時にはアルドステロンの分泌が低下する。

3-9 電解質異常

臨床での応用

正しいのはどれか。

1. 高カリウム血症は致死的不整脈の原因となる。
2. 広範囲の組織の崩壊は低カリウム血症の原因となる。
3. アルドステロンの分泌低下は低カリウム血症の原因となる。
4. バソプレシンの分泌過剰は高ナトリウム血症の原因となる。

3-10 酸塩基平衡

臨床での応用

アルカローシスになるのはどれか。2つ選べ。

1. 下痢
2. 過換気
3. 腎不全
4. 糖尿病
5. 頻回の嘔吐

1.	脱水により血漿成分が減少すると，相対的にヘモグロビン濃度が上昇する。ヘモグロビン濃度の上昇は脱水の最もよい指標である。	1. ×
2.	成人では体重の約60%が水であるが，乳児では70〜75%である。また，乳児のほうが体重あたりの体表面積が広く，水分が蒸発しやすい。これらのため脱水がおこりやすい。	2. ×
3.	脱水により浸透圧が上昇すると，下垂体後葉からバソプレシン（抗利尿ホルモン，ADH）が分泌されて尿量が減少し，水の喪失を防止する。	3. ○
4.	脱水により細胞外液量が減少すると，副腎皮質からのアルドステロン分泌が促進され，集合管でのナトリウムイオン（Na^+）の再吸収を増加させる。	4. ×
Key word ▶ 脱水，細胞外液量，ヘモグロビン濃度，バソプレシン，アルドステロン		正解 3

1.	高カリウム血症は，心筋細胞の脱分極を引きおこして興奮しやすくするため，致死的な不整脈の原因となる。	1. ○
2.	広範囲な組織の崩壊があると，多量のカリウムが流出し，高カリウム血症をきたすことがある。	2. ×
3.	アルドステロンは，集合管でのナトリウムの再吸収を増加させるとともに，カリウムの排泄を促進する。アルドステロンの分泌過剰は低カリウム血症を，分泌低下は高カリウム血症を引きおこす。	3. ×
4.	バソプレシン（抗利尿ホルモン，ADH）の分泌過剰がおこるADH不適切分泌症候群（SIADH）では，水の再吸収促進により血漿が希釈され，低ナトリウム血症がおこる。	4. ×
Key word ▶ 電解質異常，不整脈，バソプレシン，アルドステロン		正解 1

1.	下痢による炭酸水素イオン（重炭酸イオン，HCO_3^-）の喪失は，代謝性アシドーシスをおこす。	1. ×
2.	過剰な換気（過換気）により二酸化炭素（CO_2）が正常以上に呼出されると，呼吸性アルカローシスをおこす。	2. ○
3.	腎不全による水素イオン（プロトン，H^+）の排泄障害は，代謝性アシドーシスをおこす。	3. ×
4.	糖尿病によるケトン体の増加は，代謝性アシドーシスをおこす。	4. ×
5.	頻回の嘔吐によりH^+を多量に含む胃液を喪失すると，代謝性アルカローシスをおこす。	5. ○
Key word ▶ 酸塩基平衡，アシドーシス，アルカローシス		正解 2，5

3 体液とホメオスタシス

4 栄養の消化と吸収

4-1 消化管の運動

消化管の運動について正しいのはどれか。

1. 空腹時には運動は停止する。
2. 副交感神経により活性化される。
3. 分節運動は食物の輸送に関与する。
4. マイスナー神経叢により調節される。

4-2 消化管の構造

基本知識 ▶ 消化管の構造について正しいのはどれか。2つ選べ。

1. 胃は幽門で食道とつながる。
2. 総胆管は十二指腸に開口する。
3. 空腸は回腸よりも肛門側に局在する。
4. 盲腸は上行結腸とつながる。
5. 直腸は膀胱よりも前方に位置する。

4-3 歯の構造

基本知識 ▶ ゾウゲ質はどれか。

1. ア
2. イ
3. ウ
4. エ

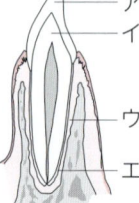

4 栄養の消化と吸収

1.	空腹時にも消化管の収縮(飢餓収縮)が生じる。	1. ×
2.	消化管の運動や消化液の分泌は，副交感神経により活性化される。	2. ○
3.	分節運動は，おもに食物の混和に関係する。食物の輸送は，おもに蠕動運動により行われる。	3. ×
4.	マイスナー神経叢(粘膜下神経叢)は，消化液の分泌や内臓感覚に関与する。消化管運動は，アウエルバッハ神経叢(筋層間神経叢)により調節される。	4. ×
		正解 2

Key word ▶ 交感神経，副交感神経，蠕動運動，分節運動，アウエルバッハ神経叢

1.	胃は噴門で食道とつながる。幽門は十二指腸とつながる。	1. ×
2.	総胆管は十二指腸に開口し，大十二指腸乳頭(ファーター乳頭)を形成する。	2. ○
3.	小腸は口側から十二指腸，空腸，回腸の3つの部分に分けられる。	3. ×
4.	小腸は，右下腹部で盲腸と上行結腸の境界部に開口し，その境には回盲弁がある。結腸は，口側から上行結腸→横行結腸→下行結腸→S状結腸とつながる。	4. ○
5.	S状結腸は直腸につながる。直腸は膀胱の後方に位置し，肛門に達する。	5. ×
		正解 2, 4

Key word ▶ 胃(噴門，幽門)，小腸(十二指腸，空腸，回腸)，盲腸，結腸，直腸

1.	アはエナメル質を示している。	1. ×
2.	イはゾウゲ質を示している。	2. ○
3.	ウは歯根膜を示している。	3. ×
4.	エはセメント質を示している。	4. ×
	図は犬歯であるが，基本構造は切歯・小臼歯・大臼歯も同様である。歯肉から突き出ている部分を歯冠，下顎あるいは上顎骨に埋まっている部分を歯根という。歯の中心には血管・リンパ管・神経をもつ歯髄腔がある。なお，歯の数は，乳歯では20本(乳切歯8，乳犬歯4，乳臼歯8)，成人では32本(切歯8，犬歯4，小臼歯8，大臼歯12)となる。	正解 2

Key word ▶ 歯，ゾウゲ質，エナメル質，セメント質

4-4 唾液の組成

基本知識 ▶ 唾液に含まれている消化酵素はどれか。

1. アミラーゼ
2. スクラーゼ
3. トリプシン
4. ペプシン

4-5 唾液の機能

唾液の分泌が低下したときに生じる可能性が高いのはどれか。

1. 齲歯
2. 嘔吐
3. 咳嗽
4. 味覚過敏

4-6 口腔の運動と感覚

基本知識 ▶ 口腔の運動と感覚を支配する神経について正しいのはどれか。

1. 味覚は舌下神経が支配する。
2. 咀嚼は三叉神経が支配する。
3. 舌の運動は顔面神経が支配する。
4. 口唇の開閉は舌咽神経が支配する。

4-7 嚥下

嚥下の過程について正しいのはどれか。

1. すべての過程が不随意運動による。
2. 咽頭内の陰圧により食塊が口腔から送られる。
3. 咽頭に食塊が入った際，声門は閉じている。
4. 食道の食塊移動は重力により行われる。

1.	唾液に含まれる消化酵素には，おもに耳下腺から分泌される唾液アミラーゼ（プチアリン）と舌根部付近の小さな唾液腺（エブネル腺）から分泌されるリパーゼがある。	1. ○
2.	スクラーゼは，小腸粘膜の刷子縁に存在する消化酵素であり，スクロースをグルコースとフルクトースに分解する。	2. ×
3.	トリプシンは，膵臓から分泌されるタンパク質分解酵素である。	3. ×
4.	ペプシンは，胃の主細胞から分泌されるタンパク質分解酵素である。	4. ×
Step Up 唾液に含まれている消化酵素以外の重要な成分として，ムチン（粘膜保護と口腔内の潤滑性維持）およびリゾチーム（溶菌作用），免疫グロブリンの一種のIgAなどがあげられる。なお最近の研究により，唾液にはリパーゼが含まれ，生理的に重要な役割を担っていることが明らかとなった。		正解 1
Key word ▶ 唾液，消化		

1.	唾液にはリゾチームや免疫グロブリン（IgA）が含まれており，殺菌や異物の除去を行う。そのため，唾液の分泌低下により齲歯（虫歯）が生じやすくなる。	1. ○
2.	唾液の分泌低下により食物の潤滑性が低下して飲み込みづらくなると，咽頭が刺激されて嘔吐反射が生じやすくなる可能性はあるが，必ず生じるわけではない。	2. ×
3.	唾液の分泌低下により口腔から咽頭が乾燥すると，咳反射（咳嗽反射）が生じる可能性はあるが，必ず生じるわけではない。また，口腔内感染症が生じ，それが気道まで広がれば咳嗽が生じる可能性があるが，これも必ず生じるわけではない。	3. ×
4.	唾液の分泌低下により味覚受容器へと食物の成分が届きにくくなるため，味覚は低下する。	4. ×
Key word ▶ 唾液，口腔		正解 1

1.	舌の味覚は前と後ろで支配する神経が異なり，前2/3は顔面神経，後1/3は舌咽神経により伝導される。舌の触覚は前2/3が三叉神経，後1/3が舌咽神経による。	1. ×
2.	咀嚼とは，咀嚼筋の随意的な収縮により生じる，歯による食物の切断とすりつぶし運動である。咀嚼筋は三叉神経支配である。	2. ○
3.	舌の運動は，舌下神経により支配される。	3. ×
4.	口唇の開閉は表情筋により行われ，顔面神経支配である。	4. ×

◎舌の感覚の神経支配

	前2/3	後1/3
味覚	顔面神経（鼓索神経）	舌咽神経
触覚	三叉神経	舌咽神経

正解 2

Key word ▶ 三叉神経，舌咽神経，顔面神経，舌下神経

1.	嚥下の過程は口腔相，咽頭相，食道相に分けられる。口腔相では，食塊は舌により随意的に咽頭へと送られる。	1. ×
2.	咽頭に食塊が触れると，延髄の嚥下中枢が刺激され，反射的に次のような一連の運動が生ずる。①軟口蓋が咽頭後壁に押し付けられ，鼻腔との連絡が遮断される。②喉頭蓋が気管入口を閉鎖するとともに，声門も閉鎖する（嚥下性無呼吸）。③咽頭筋が後下方に向かって収縮する。咽頭内はむしろ陽圧となる。	2. ×
3.	上述したように，咽頭に食塊が入った際には，声門は閉鎖している。	3. ○
4.	食塊が食道入口部に達すると輪状咽頭筋が弛緩し，食塊は食道へ押し出される。食道に入った食塊は，蠕動運動により胃へ送られる。したがって，逆立ちをしていたり，横臥位であったりしても，食塊は胃に到達することができる。	4. ×
Key word ▶ 嚥下，軟口蓋，喉頭蓋，嚥下性無呼吸		正解 3

4 栄養の消化と吸収

4-8 食道の構造

食道の構造について正しいのはどれか。

1. 粘膜は単層円柱上皮である。
2. 筋層は平滑筋線維のみからなる。
3. 食道下部の筋層の間に神経叢がある。
4. 食道静脈と門脈との間には交通枝はない。

4-9 胃の構造

基本知識

胃の部位と名称の組合せで正しいのはどれか。

1. ア——胃底
2. イ——幽門
3. ウ——大彎
4. エ——噴門

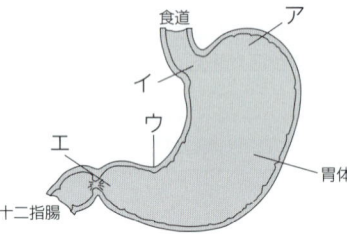

4-10 胃の機能

胃における消化機能はどれか。

1. 糖質の分解
2. タンパク質の消化
3. ビタミンB_{12}の吸収
4. 鉄イオン(Fe^{2+})の酸化

4-11 胃壁の細胞と分泌機能

血液中に分泌されるのはどれか。

1. 塩酸
2. 内因子
3. ガストリン
4. ペプシノーゲン

1.	食道粘膜は，胃粘膜などのほかの消化管粘膜とは異なり，表皮と同様な重層扁平上皮でおおわれる。その下は通常の消化管と同様の構造をとる。	1. ×
2.	食道の筋層に特徴的なのは，食道の上部は横紋筋線維，下部は平滑筋線維のみからなることである。中間部では両者が混在する。	2. ×
3.	ほかの消化管と同様に，粘膜下神経叢と筋層間神経叢をもつ。	3. ○
4.	食道の静脈と門脈の枝との間には吻合があり，門脈圧が亢進した際に拡張し，食道静脈瘤の原因となる。	4. ×
		正解 3

Key word ▶ 食道の粘膜，食道の筋層，食道の静脈血

1.	アは胃底を示す。胃底は胃体の上端部にあり，横隔膜と接する部分である。	1. ○
2.	イは噴門を示す。食道からの食物が入る部分であり，横隔膜を通過する部位で圧迫されて，逆流を防止している。	2. ×
3.	ウは角切痕を示す。小彎部の胃体と幽門部の境界にあるくびれである。	3. ×
4.	エは幽門を示す。かゆ状になった食物は，幽門を通り十二指腸へと輸送される。幽門では輪状の平滑筋が厚くなって括約筋となり，十二指腸への流入を調節している。	4. ×
		正解 1

Key word ▶ 胃底，胃体，噴門，幽門

1.	胃には糖質の分解機能はない。糖質は，唾液や膵液に含まれるアミラーゼおよび，小腸上皮細胞に存在する消化酵素により消化される。	1. ×
2.	胃体部の主細胞はペプシノゲンを分泌する。ペプシノゲンは胃酸により活性化されてペプシンとなり，タンパク質の分解に関与する。	2. ○
3.	胃体部の壁細胞は内因子を分泌する。内因子はビタミン B_{12} と複合体を形成し，胃ではなく回腸で吸収される。	3. ×
4.	胃酸により鉄イオン(Fe^{3+})が還元されて Fe^{2+} となり，小腸から吸収される。	4. ×
Step Up	上記以外の消化における胃の機能として，①食物を一時的に貯留し，胃液と混合したのちに少しずつ腸へ輸送する，②胃酸による殺菌，③粘液(ムチン)分泌による胃壁の保護，④ガストリン分泌による胃液分泌の促進，などがあげられる。	正解 2

Key word ▶ ペプシノゲン，内因子，鉄の還元

1.	塩酸は，胃体部の壁細胞から胃の内腔に分泌される。	1. ×
2.	内因子は，胃体部の壁細胞から胃の内腔に分泌される。内因子はビタミン B_{12} の吸収に不可欠な物質である。	2. ×
3.	ガストリンは，幽門腺の G 細胞から血液中に分泌される。	3. ○
4.	ペプシノゲンは，胃体部の主細胞から胃の内腔へと分泌される。	4. ×
		正解 3

Key word ▶ 胃液，消化管ホルモン

4 栄養の消化と吸収

31

4-12 胃液の組成

胃の主細胞から分泌されるのはどれか。

1. 塩酸
2. 内因子
3. ムチン
4. ペプシノゲン

4-13 胃液分泌の調節

胃液の分泌を抑制するのはどれか。

1. ガストリン
2. セクレチン
3. 胃内のpH上昇
4. 迷走神経の興奮

4-14 腸管の運動

腸管の運動について正しいのはどれか。

1. 迷走神経の興奮により抑制される。
2. アウエルバッハ神経叢により調節される。
3. 自律神経を切断すると腸管の運動は停止する。
4. 蠕動運動はおもに食物の混和のために行われる。

1. 塩酸は，胃体部の壁細胞から分泌される。	1.	×
2. 内因子は，胃体部の壁細胞から分泌される。	2.	×
3. ムチンは，粘液成分の糖タンパク質であり，胃表層の粘膜上皮細胞（副細胞）から分泌される。	3.	×
4. ペプシノゲンは，胃体部の主細胞から胃の内腔に分泌され，塩酸の作用でペプシンとなり，タンパク質を分解する。	4.	○
	正解 4	
Key word ▶ 胃液，内因子，ムチン，ペプシノゲン		

1. ガストリンは，血液を介して胃液の分泌を促進する。また，胃相においては，胃の拡張や食物の流入によりガストリンの分泌が刺激される。	1.	×
2. 胃液と混合した食物が十二指腸に流入すると，消化管ホルモンのセクレチンやコレシストキニンが分泌され，胃液の分泌を抑制する。	2.	○
3. 胃内のpHが上昇すると，ガストリンの分泌が促進され，胃液の分泌が促進される。	3.	×
4. 迷走神経の興奮は胃液の分泌を促進する。	4.	×
胃液の分泌は，頭相・胃相・腸相の3相で調節される。頭相では，視覚・嗅覚・味覚などの刺激が迷走神経を介して胃液の生成を直接刺激するとともに，G細胞からのガストリン分泌を刺激する。	正解 2	
Key word ▶ 胃液分泌調節の3相，ガストリン，セクレチン，コレシストキニン，迷走神経		

1. 迷走神経（副交感神経）の興奮は，腸管の運動を促進する。	1.	×
2. 腸管の運動は，局所的には筋層の間にあるアウエルバッハ神経叢により調節される。	2.	○
3. 自律神経（交感神経・副交感神経）を切断しても，アウエルバッハ神経叢などの局所の神経系により，腸管の運動はある程度調節が可能である。	3.	×
4. 腸管の運動は，①食物の混和のための分節運動（食物の肛門側への移動を伴わない）と振子運動（食物が腸管内を行ったり来たりする），②食物の口側から肛門側への移動に関与する蠕動運動の2つに大きく分けられる。	4.	×
Step Up 上記以外にも腸管の運動は，ガストリンなどの消化管ホルモンによっても調節される。	正解 2	
Key word ▶ 迷走神経，分節運動，振子運動，蠕動運動，アウエルバッハ神経叢		

4 栄養の消化と吸収

4-15 消化管ホルモン

基本知識

消化管ホルモンはどれか。

1. インスリン
2. コルチゾル
3. セクレチン
4. プロラクチン

4-16 消化管ホルモンの機能

消化管ホルモンの機能について正しいのはどれか。

1. ガストリンは胃液分泌を抑制する。
2. セクレチンは膵液分泌を抑制する。
3. GLP-1 はグルカゴンの分泌を促進する。
4. コレシストキニンは胆囊収縮を促進する。

4-17 小腸における消化

基本知識

小腸における消化について正しいのはどれか。

1. アミラーゼはデンプンをグルコースに分解する。
2. トリプシンはタンパク質をアミノ酸に分解する。
3. マルターゼはマルトースをグルコースに分解する。
4. リパーゼは脂肪をコレステロールとグリセリンに分解する。

1. インスリンは膵臓のランゲルハンス島（膵島）から分泌され，血糖値を低下させる。	1.	×
2. コルチゾルは副腎皮質から分泌され，免疫抑制や糖質の代謝調節などを行う。	2.	×
3. セクレチンは，十二指腸から分泌される消化管ホルモンである。膵液のアルカリ性成分分泌の促進と胃酸分泌の抑制を行う。	3.	○
4. プロラクチンは下垂体前葉から分泌され，乳汁の合成を促進する。	4.	×

◎おもな消化管ホルモン

消化機能に関与	セクレチン	胃液の分泌抑制と膵液のアルカリ成分の分泌促進
	ガストリン	胃液の分泌促進と運動促進
	コレシストキニン（CCK）	膵酵素分泌と胆嚢収縮促進
	モチリン	空腹時の胃や腸管の運動性促進
血糖値調節に関与	胃抑制ペプチド（GIP）	胃液の分泌抑制も行うが，インスリンの分泌促進が主作用
	グルカゴン様ペプチド-1（GLP-1）	インスリンの分泌促進
食欲に関与	グレリン	食欲促進

正解 3

Key word ▶ 消化管ホルモン，セクレチン

1. ガストリンは，胃液の分泌と胃の運動性を促進する。	1.	×
2. セクレチンは，膵液のうち，アルカリ性成分の分泌促進および胃液分泌の抑制をする。	2.	×
3. GLP-1（グルカゴン様ペプチド-1）は，グルカゴンではなくインスリンの分泌を促進する。画期的な糖尿病治療薬として用いられている。	3.	×
4. コレシストキニン（CCK）は，膵液のうち酵素成分の分泌促進と胆嚢の収縮促進を行う。	4.	○

正解 4

Key word ▶ 消化管ホルモン，消化液分泌

1. アミラーゼはデンプンを二糖類（マルトース）にまで分解するが，単糖類（グルコース）までには分解しない。	1.	×
2. タンパク質は管内消化と膜消化を受ける。まず，胃においてはペプシンにより，また腸管内では膵臓由来のトリプシンなどにより，ジペプチドやトリペプチドにまで分解される。そして刷子縁にあるアミノペプチダーゼによりアミノ酸に分解され，吸収される。	2.	×
3. デンプンも管内消化と膜消化の2段階で消化される。まず，膵液由来のアミラーゼにより，二糖類（マルトース）にまで分解される（管内消化）。そして，小腸上皮細胞の刷子縁にあるマルターゼによりグルコースに分解される（膜消化）。	3.	○
4. 脂肪は胆汁酸により乳化され，リパーゼにより脂肪酸とグリセリンに分解される。	4.	×

正解 3

Key word ▶ 管内消化，膜消化，消化酵素

4 栄養の消化と吸収

35

4-18 糖質の消化・吸収

糖質の消化について正しいのはどれか。

1. 口腔において，デンプンの一部はグルコースに分解される。
2. 小腸内ではデンプンの消化は膜消化酵素により行われる。
3. 膜消化酵素は小腸上皮細胞の刷子縁に存在する。
4. 大腸でもデンプンの一部が消化される。

4-19 糖質の消化・吸収

糖質の消化・吸収について正しいのはどれか。2つ選べ。

1. 唾液にはデンプンの消化酵素が含まれる。
2. 胃では糖質の一部が消化される。
3. アミラーゼは糖質を単糖類にまで分解する。
4. 糖質は単糖類になって吸収される。
5. 吸収された糖質はリンパ管を通って体循環に入る。

4-20 脂質の消化・吸収

脂肪の消化・吸収について正しいのはどれか。

1. 膵液の作用によりミセルを形成する。
2. リパーゼにより脂肪酸とコレステロールに分解される。
3. 吸収後，カイロミクロンを形成する。
4. 小腸上皮細胞から直接血管内へと移行する。

1.	唾液アミラーゼ(プチアリン)は，デンプンを一部消化するが，単糖類にまでは分解しない。	1. ×
2.	腸管内では，膵臓由来のアミラーゼにより，デンプンは二糖類(マルトース)にまで消化され(管内消化)，膜消化酵素により単糖類に分解される。	2. ×
3.	マルトースやそれ以外の二糖類は，小腸上皮細胞の刷子縁に存在する二糖類分解酵素により，単糖類にまで分解されて吸収される(膜消化)。	3. ○
4.	単糖類は小腸細胞膜の輸送タンパク質(担体またはトランスポーターとよばれる)と結合して細胞内に取り込まれ，さらに毛細血管側にある担体に結合して細胞外から毛細血管内へ輸送される。大腸は糖質の消化・吸収には関与しない。	4. ×
Key word ▶ 糖質の消化，アミラーゼ，膜消化酵素		正解 3

1.	唾液腺には，デンプンの消化酵素である唾液アミラーゼ(プチアリン)が含まれる。	1. ○
2.	胃では糖質は消化されない。	2. ×
3.	アミラーゼは糖質をオリゴ糖や二糖類にまで消化する。単糖類にまでは分解しない。	3. ×
4.	糖質は小腸で吸収される。原則的には単糖類のみが吸収される。	4. ○
5.	吸収された単糖類は小腸の毛細血管へと移行し，門脈を介して肝臓を通過したのちに体循環に入る。	5. ×
糖質の消化は管内消化と膜消化の2段階で行われる。前者は唾液や膵液に含まれるアミラーゼにより行われ，多糖類をオリゴ糖や二糖類まで消化する。後者は小腸の絨毛上皮細胞の刷子縁で行われ，オリゴ糖や二糖類を単糖類まで消化し，吸収できるようにする。		正解 1，4
Key word ▶ 唾液，膵液，アミラーゼ，管内消化と膜消化，単糖類と多糖類		

1.	脂肪は水にとけないため，そのままの状態では腸管からの吸収がむずかしい。しかし，胆汁に含まれる胆汁酸の作用により，リン脂質・コレステロールなどとともにミセルとよばれる構造を形成する(乳化)と，水にとけやすくなり，吸収できるようになる。	1. ×
2.	脂肪は，膵液中のリパーゼにより，脂肪酸とグリセリンに分解される。	2. ×
3.	ミセル内の脂肪酸とグリセリンは，小腸上皮細胞に吸収されたのち，トリグリセリドに再合成され，アポリポタンパク質やコレステロールとともにカイロミクロンを形成する。	3. ○
4.	脂肪は，血中ではなくリンパ管内に移行する。そして左静脈角(左鎖骨下静脈と内頸静脈の合流部)から血中に入る。	4. ×
Key word ▶ ミセル，リポタンパク質，リパーゼ，静脈角		正解 3

4-21 水の吸収

水の吸収について正しいのはどれか。

1. 小腸よりも大腸のほうが水分吸収量は多い。
2. 食塊の電解質濃度は水分吸収に影響しない。
3. 消化液として1日あたり約7Lが腸管内に分泌される。
4. 成人が1日あたりに必要とする水の経口摂取量は約500 mLである。

4-22 消化管における酸塩基平衡の調節

体液のpHがアルカリ性に傾くのはどれか。

1. 激しい下痢
2. 連続する嘔吐
3. 水分の過剰摂取
4. 酸性度の高い食物の摂取

4-23 消化管内のpH

基本知識

消化管内のpHが最も低いのはどれか。

1. 食道
2. 胃
3. 十二指腸
4. 結腸

4-24 大腸の機能

ヒト大腸の機能について正しいのはどれか。

1. 糖質の一部を吸収する。
2. セルロースを消化する。
3. ビタミンKを産生する。
4. 水分の吸収には関与しない。

1.	水は，小腸で大部分が吸収され，大腸では10％(1 L)程度の吸収となる。吸収された水は，食塊や電解質の吸収により生じる濃度勾配により血管内へ移動する。	1. ×
2.	消化管内に，乳糖の分解障害（乳糖不耐症）による乳糖や，吸収されにくいマグネシウム(Mg)，細菌による吸収阻害によるナトリウム(Na)などが蓄積し，食塊が高張になると，水分の吸収が阻害されて下痢を生ずる。	2. ×
3.	消化管内には，消化液として6～7 Lの水分が分泌される（唾液1 L，胃液1～2 L，胆汁0.5 L，膵液1 L，腸液2.5 L）。しかし，そのほとんどが腸管から吸収され，糞便中には約100 mLしか残らない。	3. ○
4.	成人では，1日あたり1.5 L程度の水分摂取が必要である。	4. ×
	Key word ▶ 水分の摂取量，電解質の吸収	正解 3

1.	膵液や腸液には塩基（アルカリ）が多く含まれており，強酸を含む胃液の中和のためにはたらいている。したがって，激しい下痢が続くと体液は酸性に傾く。	1. ×
2.	胃液には強酸が含まれているため，嘔吐による胃液の消失により体液はアルカリ性に傾く。	2. ○
3.	水分を過剰に摂取しても健康であれば体液のpHは変化しない。	3. ×
4.	酸性度の高い食物を摂取しても，消化液の緩衝作用により吸収前に中和されるため，体液のpHは大きく変化しない。	4. ×
	Key word ▶ 酸塩基平衡，嘔吐，下痢	正解 2

1.	正常な食道のpHは，唾液と食道粘液によりほぼ7に保たれている。胃液の逆流があると一気に4程度にまで低下する。	1. ×
2.	胃液には塩酸(HCl)が含まれているため，胃内のpHは1～3程度と消化管内で最も低い。ペプシンなどの胃で分泌される消化酵素は，胃内のpHでのみ活性をもつ。	2. ○
3.	十二指腸に分泌される膵液には，重炭酸イオン（炭酸水素イオン，HCO_3^-）が多く含まれている。また，十二指腸に多く存在するブルンネル腺からも重炭酸イオンが分泌される。十二指腸におけるこれらの作用により，膵液と混和した酸性の食物は中和され，小腸のpHは7～8に保たれる。	3. ×
4.	結腸に多く存在する腸内細菌により食物の発酵が生じるため，pHは6～7とやや酸性に傾く。	4. ×
	Key word ▶ 胃液，胃液の中和	正解 2

1.	大腸では水やナトリウムの吸収，一部の脂肪酸や脂溶性ビタミンの吸収が行われるが，糖質やアミノ酸の吸収は行われない。	1. ×
2.	食物繊維として最も多量に含まれるセルロースは消化されず，また腸内細菌による発酵をほとんど受けないが，水分保持作用があり，糞便がかたくなりすぎるのを抑えるため，生理的には重要である。ペクチンなどの食物繊維の一部の成分は，発酵過程で短鎖脂肪酸を産生し，熱量として利用される。	2. ×
3.	腸内細菌は，食物残渣から上記の短鎖脂肪酸をはじめ，ビタミンK・酪酸・酢酸・プロピオン酸などの有機酸を生成する。ビタミンKは数種類の血液凝固因子（Ⅱ・Ⅶ・Ⅸ・Ⅹ）の合成に必要で，抗菌薬により大腸の無菌化が生じると，ビタミンK欠乏症になる可能性がある。	3. ○
4.	小腸で消化・吸収されなかった残渣は，大腸で一定期間貯蔵されるなかで水が吸収され，固形状の糞便がつくられる。	4. ×
	Key word ▶ 腸内細菌，ビタミンK，発酵，食物繊維	正解 3

4-25 排便の調節

基本知識 ▶ 排便の調節について正しいのはどれか。

1. 腹腔内圧の上昇を伴う。
2. 随意運動のみで行われる。
3. 交感神経により促進される。
4. 肛門括約筋は通常は弛緩している。

4-26 肝臓の構造

肝小葉について正しいのはどれか。

1. 血流は中心静脈から門脈へ流れる。
2. 胆汁は胆管から毛細胆管へ流れる。
3. クッパー細胞は毛細胆管内に存在する。
4. 門脈血と肝動脈血は洞様毛細血管で混合する。

4-27 肝臓の血流

肝臓の血液循環について正しいのはどれか。

1. 門脈から動脈血が流入する。
2. 肝動脈の血流量は門脈より多い。
3. 肝静脈の血流は下大静脈に注いでいる。
4. 消化管で吸収された物質は肝動脈から流入する。

1. 排便は一連の反射運動であるが，随意的に排便反射を抑制することも可能である。便意が生じ，排便反射が始まると，糞便を肛門へと移動させるために直腸壁が収縮し，肛門括約筋は糞便を通過させるため弛緩する。また，声門の閉鎖と，腹筋と横隔膜の収縮により腹腔内圧が上昇し，糞便の排出を促進する。		1. ○
2. 上述のように，反射運動主体である。		2. ×
3. 肛門には，不随意的に制御される平滑筋からなる内肛門括約筋と，随意的にも制御が可能な骨格筋からなる外肛門括約筋がある。内肛門括約筋は，交感神経により収縮し，副交感神経により弛緩する。したがって，副交感神経により排便は促進される。		3. ×
4. 内肛門括約筋と外肛門括約筋は，どちらもつねに緊張性の収縮状態を維持している。		4. ×
Key word ▶ 排便，肛門括約筋		正解 1

1. 洞様毛細血管（類洞）の血液は中心静脈に集まり，肝静脈となり下大静脈へ流入する。		1. ×
2. 肝細胞の周囲には毛細胆管がある。肝細胞で合成された胆汁は毛細胆管に分泌され，胆管へと流れる。		2. ×
3. クッパー細胞は組織型のマクロファージで，毛細胆管の中ではなく，洞様毛細血管に存在する。		3. ×
4. 肝小葉の周縁の角には，肝動脈・門脈・胆管からの分枝の3種類が存在している。肝動脈からの血液と，門脈からの血液は洞様毛細血管に流入し，ここで混合する。		4. ○
肝臓は，多数の肝小葉から構成され，肝小葉は直径が約1～2mmのほぼ六角形をしている。それぞれの肝小葉では，中心静脈が中央にあり周囲に肝細胞が並んでいる。		正解 4
Key word ▶ 肝小葉，中心静脈，毛細胆管，肝細胞，クッパー細胞		

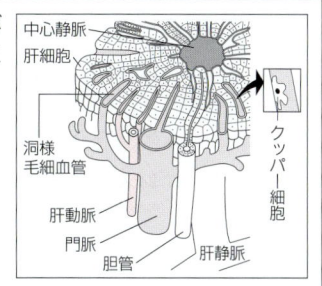

1. 肝臓には門脈と肝動脈という2つの系統から血液が流入する。門脈は静脈血で，胃や腸など消化管から吸収された物質や，膵島から分泌されたホルモン，脾臓で破壊された老化赤血球から遊離したヘモグロビン分解産物のビリルビンなどを肝臓へ運搬する。		1. ×
2. 肝動脈は腹腔動脈から分枝する。門脈から肝臓に流入する血液量は，肝動脈の約3倍である。		2. ×
3. 肝臓からの血液は，肝静脈を介して下大静脈に注ぐ。		3. ○
4. 上述したように，消化管から吸収された物質は門脈から肝臓に流入する。		4. ×
Key word ▶ 門脈，肝動脈，肝静脈		正解 3

4-28 肝臓の機能

基本知識

成人の肝臓の機能として正しいのはどれか。

1. 赤血球を産生する。
2. アルブミンを合成する。
3. 膵液の一部を産生する。
4. 脂質をグリコーゲンとして貯蔵する。

4-29 肝臓の機能

肝臓の機能について正しいのはどれか。

1. エストロゲンを活性化する。
2. アンモニアから尿素を産生する。
3. グロビンからビリルビンを産生する。
4. グルコースからアルブミンを合成する。
5. コレステロールからグリコーゲンを産生する。

4-30 肝臓でのグリコーゲンの代謝

基本知識

肝臓でのグリコーゲンの合成を促進するホルモンはどれか。

1. インスリン
2. グルカゴン
3. アドレナリン
4. 成長ホルモン

1.	胎児期の肝臓には造血機能があり，成人型よりも酸素結合力の高い胎児型のヘモグロビン（ヘモグロビンF）を合成するが，出生後は造血機能を失う。	1. ×
2.	肝臓には，腸管から吸収されたアミノ酸が門脈を介して流入する。肝臓はアミノ酸よりアルブミン・グロブリン・フィブリノゲンなどの血漿タンパク質や，凝固因子を合成する。	2. ○
3.	肝臓は，膵液は産生しないが，胆汁を産生し，胆汁酸・リン脂質・コレステロール・胆汁色素（おもにビリルビン）などを十二指腸へ分泌する。	3. ×
4.	肝臓には腸管から吸収されたグルコースが門脈を介して流入する。肝臓ではグルコースの一部をグリコーゲンとして貯蔵する。	4. ×
Step Up 肝臓は，体内における代謝の中心的役割を担う。腸管で吸収された栄養素は，門脈を介して肝臓へ流入し，種々の修飾を受ける。また，グリコーゲンやタンパク質の合成に加え，中性脂肪・コレステロール・リン脂質の合成などの脂質代謝や，ステロイドホルモン・生理活性物質および，薬物・毒物などの不活化・分解も行う。さらに，胆汁を産生し，脂質の排泄と吸収に関与する。 **Key word▶** グリコーゲン代謝，胆汁産生，タンパク質合成，解毒		正解 2

1.	エストロゲンはステロイドホルモンであり，肝臓で不活性化される。	1. ×
2.	アミノ酸の分解によりアンモニアが生じる。アンモニアは毒性が強いため，肝臓で尿素に変換される。	2. ○
3.	破壊された赤血球から放出されるヘモグロビンは，グロビン（タンパク質）とヘムに分解され，グロビンはアミノ酸に，ヘムはビリルビンにさらに分解される。ビリルビンは種々の修飾を受けたあと，肝臓から胆汁中へと排泄される。	3. ×
4.	肝臓ではアミノ酸から，アルブミン・グロブリン・フィブリノゲンなどのタンパク質が合成される。	4. ×
5.	グリコーゲンはグルコースから産生される。	5. ×
Key word▶ グリコーゲン，ビリルビン，アルブミン，代謝・解毒		正解 2

1.	肝臓はグルコースを取り込み，グリコーゲンとして貯蔵する機能をもつ。グリコーゲンの合成は，インスリンにより促進される。インスリンは門脈血中に分泌されるため，肝臓に高濃度で作用する。肝臓におけるグルコースの取り込みは，摂食後の血糖値の過剰な上昇を防止している。	1. ○
2.	血糖値が低下すると，グルカゴンやアドレナリンの作用によりグリコーゲンがグルコースへと分解され，血中へ放出されて血糖値が上昇する。肝臓はグリコーゲンからグルコースを生成し，分泌できる唯一の器官である。	2. ×
3.	上述したように，アドレナリンはグリコーゲンの分解を引きおこす。	3. ×
4.	成長ホルモンはインスリンに拮抗して作用し，グリコーゲンの合成を抑制する。	4. ×
Key word▶ グリコーゲン，インスリン，アドレナリン，グルカゴン，成長ホルモン		正解 1

4 栄養の消化と吸収

4-31 胆汁の組成

胆汁の成分はどれか。

1. 塩酸
2. リパーゼ
3. アルブミン
4. ビリルビン

4-32 膵臓の外分泌

膵臓の外分泌部について正しいのはどれか。

1. 膵島に存在する。
2. 回腸に開口する。
3. 導管は存在しない。
4. 腺房細胞が存在する。

4-33 膵液の機能

膵液の機能について正しいのはどれか。

1. 胃酸を中和する。
2. 胆汁分泌を促進する。
3. 水分吸収を促進する。
4. コレステロールを分解する。

1. 胆汁は，**肝細胞**とそれに続く導管で産生される。**肝細胞**は，**胆汁酸**・**胆汁色素**（おもにビリルビン）・コレステロール・リン脂質などを毛細胆管に分泌する（毛細胆管胆汁）。また，導管（胆細管）の上皮細胞からは，水分とアルカリ性の**重炭酸イオン**（炭酸水素イオン，HCO_3^-）が分泌される（胆細管胆汁）。塩酸は**胃液**の成分である。	1. ×
2. 胆汁は，**脂肪**や**コレステロール**の吸収には不可欠だが，リパーゼなどの消化酵素は含まない。リパーゼは**膵液**の成分である。	2. ×
3. 肝臓はアルブミンを合成するが，胆汁中には分泌しない。	3. ×
4. 上述したように，胆汁にはビリルビンが含まれる。	4. ○
Step Up 産生された胆汁は，胆嚢に貯留される。胆嚢ではナトリウムイオンや重炭酸イオン，水分の一部が吸収され，胆汁は濃縮される。そして，摂食により分泌されるコレシストキニンや副交感神経（迷走神経）により，胆嚢が収縮し，十二指腸に排出される。	正解 4
Key word ▶ 胆汁，胆嚢	

1. 膵島（ランゲルハンス島）には**内分泌細胞**が存在し，分泌物は血中（門脈）に分泌される。	1. ×
2. 膵臓の外分泌部は，**総胆管**と合流するか，もしくは直接に**十二指腸**に開口する。	2. ×
3. 膵臓の外分泌部は典型的な**外分泌腺**の構造をとり，**腺房**と**導管**から構成される。	3. ×
4. 腺房細胞は腺房を形成する。いくつかの腺房が集まり，**小葉**となる。	4. ○
	正解 4
Key word ▶ 膵外分泌，導管，腺房細胞	

1. 膵液には，おもに2つの機能がある。1つは胃液の**中和**である。膵液は**重炭酸イオン**（炭酸水素イオン，HCO_3^-）を多く含み，pHは約8のアルカリ性である。胃液と混和した酸性の食塊は，十二指腸から分泌されるこの膵液により**中和**される。もう1つの機能は**消化酵素**の分泌であり，糖質・タンパク質・脂肪の分解酵素を分泌する（⇒問題4-34）。	1. ○
2. 胆汁の分泌は，膵液が調節するのではない。腸管からコレステロールとともに再吸収された**胆汁酸**が門脈を経由して肝臓に再還流し，胆汁分泌を促進する（**腸肝循環**）。	2. ×
3. 水分の吸収には，食物や消化液中に含まれる**ナトリウム**（Na）などの**電解質**が重要である。膵液中にもナトリウムは含まれるが，膵液分泌に依存して水分吸収が促進されるわけではない。	3. ×
4. コレステロールは消化されずにそのまま**腸管**から吸収され，**肝臓**で代謝される。コレステロールは**胆汁酸**となり，胆汁から排泄される。また一部は，コレステロールのまま胆汁中に排泄される。多くの胆汁酸やコレステロールは**空腸**から再吸収されるため，コレステロールの排泄効率はあまりよくない。	4. ×
Key word ▶ 膵液，胃液の中和	正解 1

4 栄養の消化と吸収

4-34 膵液の組成

基本知識 ▶ 膵液に由来しタンパク質分解に関与するのはどれか。

1. リパーゼ
2. アミラーゼ
3. ペプシノゲン
4. トリプシノゲン

4-35 膵液分泌の調節

膵液の分泌を抑制するのはどれか。

1. 胃液分泌の促進
2. 交感神経の興奮
3. セクレチンの分泌
4. 十二指腸への食物流入

4-36 外分泌腺の分泌機能

粘液を分泌するのはどれか。

1. 耳下腺の腺房細胞
2. 甲状腺の濾胞細胞
3. 胃腺の副細胞
4. 膵臓の外分泌細胞

1. リパーゼは，膵液（一部は唾液）に含まれる脂肪分解酵素である。	1.	×
2. アミラーゼは，膵液（一部は唾液）に含まれる糖質分解酵素である。	2.	×
3. ペプシノゲンは，胃液に含まれるタンパク質分解酵素の前駆体であり，強酸である胃酸（塩酸）により活性化され，ペプシンとなる。	3.	×
4. トリプシノゲンは，膵液に含まれるタンパク質分解酵素の前駆体であり，腸管内で活性化されトリプシンとなる。	4.	○
Key word ▶ トリプシン，リパーゼ，アミラーゼ	正解 4	

1. 胃液の分泌が促進されると，十二指腸に流入する食塊のpHが低下するため，膵液の分泌は促進される。	1.	×
2. 膵液の分泌は副交感神経で促進され，交感神経で抑制される。	2.	○
3. セクレチンは膵液の成分のうち，アルカリ成分の分泌を促進する。	3.	×
4. 十二指腸への食塊の流入や，食塊に含まれる胃液によるpH低下は，セクレチンやコレシストキニンなどの消化管ホルモンの分泌を促進する。これらのホルモンにより膵液の分泌は促進される。	4.	×
Step Up 膵液の分泌は，頭相・胃相・腸相で調節されている。頭相では，嗅覚や味覚刺激による迷走神経の興奮により分泌が促進し，逆に交感神経の興奮により抑制される。胃相での作用は弱いが，胃の拡張やガストリン分泌の亢進により分泌は促進する。本設問で解説したのは腸相であり，分泌調節の約70％を担う。	正解 2	
Key word ▶ 膵液，迷走神経，消化管ホルモン		

1. 大唾液腺には耳下腺，顎下腺，舌下腺の3つがあり，耳下腺は漿液成分を分泌し，ほかの2つの腺は粘液成分と漿液成分の2種を分泌する混合腺である。顎下腺では漿液と粘液がほぼ半分ずつ分泌されるのに対し，舌下腺は粘液成分が主体である。	1.	×
2. 甲状腺の濾胞細胞は内分泌腺で，粘液は分泌しない。	2.	×
3. 胃腺の副細胞からは粘液が分泌され，胃壁を酸から防御している。	3.	○
4. 膵臓の外分泌腺では腺房細胞から種々の消化酵素が分泌され，導管からは水やアルカリ性の重炭酸イオン（炭酸水素イオン，HCO_3^-）が分泌されるが，粘液は分泌しない。	4.	×
Step Up 外分泌腺は分泌物の性状により漿液腺と粘液腺に分けられる。漿液腺は，タンパク質性の分泌物を分泌する腺で，膵臓の外分泌腺や，胃底腺の主細胞，耳下腺，涙腺などがある。粘液腺は，糖タンパク質や糖類を多く含むムチンという粘稠な液を分泌する腺で，舌下腺や顎下腺，咽頭，消化管（胃腺の副細胞など），気管に局在する。耳下腺は漿液腺である。	正解 3	
Key word ▶ 外分泌腺，漿液腺，粘液腺		

4 栄養の消化と吸収

5 呼吸とその調節

5-1 気管支の構造

肺胞に最も近い位置にあるのはどれか。

1. 細気管支
2. 区域気管支
3. 呼吸細気管支
4. 終末細気管支

5-2 肺の構造

肺について正しいのはどれか。

1. 肺動脈には動脈血が流れる。
2. 気管支の太さは平滑筋で調節される。
3. 気管支の終端は終末細気管支である。
4. 立位では肺尖よりも肺底の方が血流量が少ない。

5-3 肺胞の構造

肺胞について正しいのはどれか。

1. 直径は 2 mm 程度である。
2. 成人では 20 億個以上ある。
3. 内面は肺胞上皮細胞でおおわれている。
4. 肺胞の表面積の合計は 10 m^2 ほどである。

5 呼吸とその調節

気道は，気管から肺胞まで何度も分岐する。気管→気管支（右・左）→葉気管支（右3本・左2本）→区域気管支（右10本・左8本）→細気管支→終末細気管支→呼吸細気管支→肺胞管→肺胞嚢，とつながり，最終的には肺胞に到達する。このうち気管から終末気管支までの部分はガス交換に関与しない。それ以後，呼吸細気管支から肺胞までの部分はガス交換に関与する。	1. × 2. × 3. ○ 4. ×
Key word ▶ 葉気管支，区域気管支，細気管支，終末細気管支，呼吸細気管支，肺胞	正解 3

1. 肺動脈とは，肺循環に対して血液を供給する動脈である。体循環を終えた静脈血は，右心房から右心室を経て肺動脈に駆出される。したがって，肺動脈には静脈血が流れている。	1. ×
2. 気管支の太さは平滑筋によって調節されている。とくに終末気管支においては，その壁の大半が平滑筋であり，この収縮によって気道抵抗が調節されている。気管支の平滑筋が極度に収縮した状態が気管支喘息である。	2. ○
3. 気管支は，最終的に肺胞に到達する。	3. ×
4. 立位では肺の血流量は重力の影響を受ける。心臓より高い位置にある肺尖では，低い位置にある肺底よりも血流量が少ない。	4. ×
Key word ▶ 気道，肺動脈，気道抵抗，肺底	正解 2

1. 肺胞は直径 200 μm ほどの空気を含む袋である。	1. ×
2. 肺は小児期にも成長して肺胞の数を増し，成人では左右の肺を合わせると2億～7億個にもなる。	2. ×
3. 肺胞の内面は肺胞上皮細胞におおわれ，肺胞を取り巻く毛細血管でガス交換が行われる。	3. ○
4. 肺胞の表面積を合計するとおよそ 100 m^2 にも達する。	4. ×
	正解 3
Key word ▶ 肺胞，肺胞上皮細胞	

49

5-4 胸腔の構造

臨床での応用 ▶ 気胸で気体が貯留する部位はどれか。

1. 気管支
2. 肺　胞
3. 胸膜腔
4. 縦　隔

5-5 縦隔の構造

心臓を含むのはどれか。

1. 上縦隔
2. 前縦隔
3. 中縦隔
4. 後縦隔

5-6 肺循環

立位における肺循環について正しいのはどれか。

1. 肺上部の血流量は肺下部より多い。
2. 右心室の発生圧は左心室より高い。
3. 右心拍出量は左心拍出量より多い。
4. 肺静脈の酸素分圧は肺動脈より高い。

5-7 外呼吸と内呼吸

基本知識 ▶ 外呼吸と内呼吸の両者に関与するのはどれか。2つ選べ。

1. 気管支
2. 肺　胞
3. 毛細血管
4. ヘモグロビン
5. 末梢組織

胸郭や横隔膜は壁側胸膜でおおわれており，その空間の中に肺胸膜で包まれた肺がある。壁側胸膜と肺胸膜の間には胸膜腔があり，正常な状態では少量（約5 mL）の漿液があるが，気体はない。気胸とは，なんらかの理由で胸膜腔に気体が貯留し，二次的に肺が虚脱した状態をいう。

1.	×
2.	×
3.	○
4.	×
	正解 3

Key word ▶ 肺胸膜，壁側胸膜，胸膜腔，気胸

1. 上縦隔は縦隔の上部で，胸腺・食道・気管などを含む（⇒ 6 ページ，必修6）。
2. 前縦隔は胸骨と心臓の間の狭い部分で，内胸動脈の分枝や胸腺の下部を含む。
3. 中縦隔は下縦隔のうち心臓を含む部分で，心膜や心臓に出入りする血管も含む。
4. 後縦隔は心臓と脊柱にはさまれた部分で，食道・気管支・血管・胸管・神経などを含む。

1.	×
2.	×
3.	○
4.	×
	正解 3

Key word ▶ 縦隔，心臓，気管，食道，胸腺

1. 立位では肺上部の血流は，重力の影響を受けるため肺下部より少ない。
2. 肺循環の血管抵抗は，体循環の約 1/5 である。したがって，左心室の発生圧（120 mmHg）は右心室（25 mmHg）より約 5 倍高い。
3. 右心室から拍出された静脈血は，肺循環でガス交換が行われ，動脈血となって左心室から体循環へと拍出される。したがって，左心拍出量と右心拍出量は等しい。
4. 静脈を経て右心房に戻った静脈血（酸素分圧は約 40 mmHg）は，右心室から拍出され肺動脈に流れる。肺胞でガス交換が行われた血液は動脈血（酸素分圧は約 96 mmHg）となり，肺静脈を経て左心房にもどる。したがって，肺静脈の酸素分圧は肺動脈より高い。

1.	×
2.	×
3.	×
4.	○
	正解 4

Key word ▶ 肺循環，右心拍出量，肺静脈，肺血流量

1. 気管支は肺胞に外気を運ぶ通路である。
2. 肺胞で行われるガス交換は外呼吸に含まれる。
3. 毛細血管は肺胞でのガス交換（外呼吸），末梢組織でのガス交換（内呼吸）の両者に関与している。
4. ヘモグロビンは肺胞でのガス交換（外呼吸），末梢組織でのガス交換（内呼吸）の両者に関与している。
5. 末梢組織における毛細血管と末梢組織間のガス交換は内呼吸である。

1.	×
2.	×
3.	○
4.	○
5.	×
	正解 3，4

Key word ▶ 外呼吸，内呼吸，毛細血管，ヘモグロビン

5 呼吸とその調節

5-8 気道の機能

基本知識 ▶ 吸気が鼻腔から肺胞にいたるまでにおこる変化はどれか。

1. 温度の上昇
2. 酸素分圧の上昇
3. 水蒸気圧の低下
4. 二酸化炭素分圧の低下

5-9 肺胞の機能

肺におけるガス交換量が減少するのはどれか。

1. 気道抵抗の低下
2. 肺胞の表面積の拡大
3. 肺胞上皮の厚さの増加
4. 肺胞と肺動脈のガス分圧の差の拡大

5-10 サーファクタントの機能

臨床での応用 ▶ サーファクタントの不足がおもな原因となるのはどれか。

1. 気　胸
2. 肺　炎
3. 肺水腫
4. 新生児呼吸促迫症候群

1. 吸気は鼻腔から肺胞にいたるまでに，体温に近い温度まで加温される。	1.	○
2. 吸気は気道の気体と混合されるため，肺胞にいたるまでに酸素分圧は低下する（約 160 mmHg →約 100 mmHg）。	2.	×
3. 吸気は鼻腔から肺胞にいたるまでに，体温における飽和水蒸気圧（約 47 mmHg）まで加湿される。	3.	×
4. 吸気は気道の気体と混合されるため，肺胞にいたるまでに二酸化炭素分圧は上昇する（約 0.3 mmHg →約 40 mmHg）。	4.	×
	正解 1	
Key word▶気道，加温作用，加湿作用		

1. ガス交換は，肺胞において行われる。気道抵抗が低下しても，肺におけるガス交換量は減少しない。	1.	×
2. 肺におけるガス交換量は，肺胞の表面積が広いほど多くなる。	2.	×
3. 肺におけるガス交換量は，肺胞上皮が肥厚したり，肺胞に水がたまる（肺水腫）と減少する。	3.	○
4. 肺胞におけるガス交換の駆動力は，肺胞気と血液ガスの分圧差による。肺におけるガス交換量は，肺胞と血液とのガス分圧の差が大きいほど増加する。	4.	×
Step Up 肺と血液との間のガス交換の駆動力は，ガス分圧の差による拡散によるものであるため，これを肺拡散能とよぶ。	正解 3	
Key word▶ガス交換，肺胞，ガス分圧，気道抵抗		

肺胞は，その表面張力によって，つねに縮もうとしている。とくに半径の小さい肺胞では，表面張力が強く，そのままでは萎縮（虚脱）してしまう。サーファクタントは，肺胞の上皮細胞から放出される表面活性物質である。健常者では，サーファクタントが肺胞の内部をおおっていることによって肺胞の表面張力を下げ，小さい肺胞も萎縮（虚脱）してしまうことはない。サーファクタントが不足すると，肺の伸展性がわるくなり，肺のコンプライアンスは低下する。

1. 気胸とは，胸膜腔の密閉性が破綻し，肺が虚脱することである。サーファクタント不足では，胸膜腔の密閉性そのものは維持される。	1.	×
2. 肺炎のおもな原因は，細菌やウイルスの感染（感染性肺炎）および，誤嚥（誤嚥性肺炎）などである。	2.	×
3. 肺水腫のおもな原因は，内因性には，血管内圧の上昇や血漿膠質浸透圧の低下，血管透過性の亢進などである。	3.	×
4. サーファクタントを十分に産生できない未熟児では，肺胞が虚脱し，呼吸障害をきたす（新生児呼吸促迫症候群）。	4.	○
Key word▶サーファクタント，表面張力，新生児呼吸促迫症候群	正解 4	

5-11 胸膜腔内圧

胸膜腔内圧が最も低いのはどれか。

1. 安静での吸息時
2. 気胸での吸息時
3. 安静での呼息時
4. 努力呼吸での呼息時

5-12 呼息相

狭窄すると呼息相が延長するのはどれか。

1. 鼻　腔
2. 咽　頭
3. 喉　頭
4. 気管支

5-13 呼吸筋

吸息のためにはたらく筋はどれか。

1. 腹　筋
2. 僧帽筋
3. 横隔膜
4. 内肋間筋

5-14 呼吸筋

呼息に関与するのはどれか。

1. 横隔膜の収縮
2. 肺弾性収縮力
3. 腹直筋の弛緩
4. 外肋間筋の収縮

1. 胸膜腔内圧(胸腔内圧)は，安静吸息時で−7〜−6 cmH₂O である。	1.	○
2. 気胸では，胸膜腔内圧(胸腔内圧)はつねに陽圧になる。	2.	×
3. 胸膜腔内圧(胸腔内圧)は，安静呼息時で−4〜−2 cmH₂O である。	3.	×
4. 努力呼吸での呼息時は，胸膜腔内圧(胸腔内圧)は陽圧になる。	4.	×
	正解 1	

Key word ▶ 胸膜腔内圧，吸息，呼息，努力呼吸

胸郭内の気道(気管支)が狭窄すると，呼息時に気道が圧迫されて呼息が妨げられるため，呼息相が延長する。これに対して，胸郭外の気道(鼻腔，咽頭，喉頭)が狭窄した場合には，吸息時に気道内が陰圧になるため，気道が大気圧により圧迫されて吸息相が延長する。	1.	×
	2.	×
	3.	×
	4.	○
	正解 4	

Key word ▶ 吸息相，呼息相，気道閉塞，胸郭

1. 腹筋は努力性呼息の際にはたらく。	1.	×
2. 僧帽筋は呼吸にはほとんど関係しない。	2.	×
3. 横隔膜と外肋間筋が吸息筋である。	3.	○
4. 内肋間筋は努力性呼息の際にはたらく。	4.	×
	正解 3	

Key word ▶ 呼吸筋，横隔膜，内肋間筋，外肋間筋

1. 横隔膜の収縮は，吸息に関与する。安静時の呼息には，吸息にはたらく筋(おもに横隔膜)の弛緩による。	1.	×
2. 安静時の呼息では，吸息にはたらく筋(おもに横隔膜)が弛緩し，おもに肺弾性収縮力によって呼息が行われる。	2.	○
3. 努力時の呼息では，補助呼吸筋として，内肋間筋や腹直筋も動員される。	3.	×
4. 外肋間筋は，吸息時に収縮して胸郭を広げる。	4.	×
	正解 2	

Key word ▶ 呼息，肺弾性収縮力，腹直筋，内肋間筋，外肋間筋

5-15 呼吸気量

スパイロメータで測定できるのはどれか。2つ選べ。

1. 1秒率
2. 残気量
3. 全肺気量
4. 1回換気量
5. 機能的残気量

5-16 スパイログラム

スパイログラムを図に示す。毎分換気量はどれか。

1. 約 2 L
2. 約 3 L
3. 約 6 L
4. 約 8 L

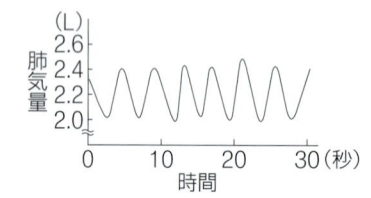

5-17 肺胞換気量

スパイログラムを図に示す。死腔が 0.16 L のとき，毎分肺胞換気量はどれか。

1. 約 2.4 L
2. 約 3.6 L
3. 約 6.0 L
4. 約 8.4 L

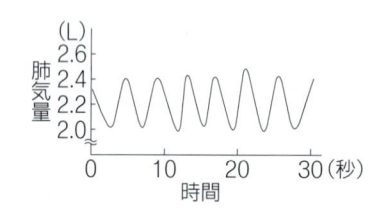

1.	1秒率は，最大限の吸息位から最大の速度で最大限の呼息を行ったときに，1秒間に何％吐き出せたかを示すものであり，スパイロメータで測定可能である。	1. ○
2.	スパイロメータは，呼吸によって出入りする空気の量を測定する機器である。したがって，死腔などに残された空気の量（残気量）を測定することはできない。	2. ×
3.	スパイロメータでは，残気量が含まれる全肺気量は測定できない。	3. ×
4.	1回換気量は，通常の吸息位から通常の呼息位を引いたものであり，スパイロメータで測定可能である。	4. ○
5.	スパイロメータでは，機能的残気量は測定できない。	5. ×
		正解 1，4

Key word ▶ スパイロメータ，死腔，残気量，1秒率

スパイロメータによる測定の結果得られたグラフが，スパイログラムである。スパイログラムからは，呼吸数・1回換気量・予備吸気量・予備呼気量・肺活量・1秒率・1秒量などのさまざまな値を読みとることができる。図に示されたスパイログラムから，1回換気量は約 0.4 L であり（毎回の山の最大から最小の幅），1分間の呼吸数は約 15 回（30 秒で約 7 回と少しくらい山がある）と読みとれる。したがって，毎分換気量は約 6 L である。	1. × 2. × 3. ○ 4. × 正解 3

Key word ▶ スパイログラム，1回換気量，呼吸数，毎分換気量

肺胞換気量は1回の呼吸でガス交換に関与した量であり，1回換気量から死腔の容量を除いたものである。吸気のすべてが肺胞に届くわけではなく，一部は気道などの死腔にとどまりガス交換に関与しないのがその理由である。図のスパイログラムから，1回換気量は約 0.4 L であり，死腔の容量 0.16 L を引いた 0.24 L が肺胞換気量となる。また，スパイログラムから1分間の呼吸数は約 15 回であり，0.24 L×15 回＝3.6 L が毎分肺胞換気量となる。	1. × 2. ○ 3. × 4. × 正解 2

Key word ▶ スパイログラム，毎分肺胞換気量，肺胞換気量，死腔

5 呼吸とその調節

5-18 予備呼気量

通常の呼吸中に最大限の吸息と最大限の呼息を行った際のスパイログラムを図に示す。予備呼気量はどれか。

1. 約 0.5 L
2. 約 1.0 L
3. 約 2.0 L
4. 約 3.5 L

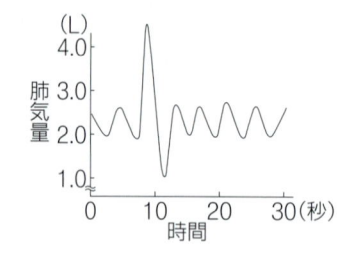

5-19 1秒率

努力肺活量を測定したときのスパイログラムを図に示す。1秒率の値として最も近いのはどれか。

1. 25%
2. 50%
3. 85%
4. 95%

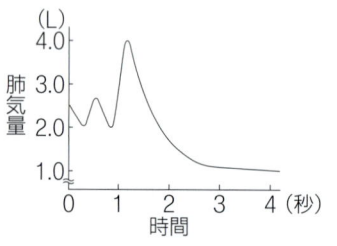

5-20 ガス交換の機序

肺胞におけるガス交換の機序はどれか。

1. 拡　散
2. 濾　過
3. 浸　透
4. 能動輸送

通常の吸息位と最大限の吸息を行ったときの差が予備吸気量であり，通常の呼息位と最大限の呼息を行ったときの差が予備呼気量である。1回換気量（通常の吸息位と呼息位の差）と予備吸気量と予備呼気量をすべて加えたものが肺活量となる。また，予備呼気量と残気量を加えたものを機能的残気量とよぶ。図のスパイログラムから，予備呼気量は約1.0Lと読み取れる。また，肺活量は約3.5Lと読み取れる。

1.	×
2.	○
3.	×
4.	×
正解 2	

Key word ▶ スパイログラム，予備呼気量，予備吸気量，肺活量

　最大限の吸息位から最大の速度で最大限の呼息を行ったときの呼気の総量を努力肺活量という。1秒量はこのときの最初の1秒間の呼気の量であり，1秒率は1秒量の努力肺活量に対する百分率（％）である。1秒率は気道における空気の通りやすさを示す指標であり，70％未満の場合には閉塞性換気障害が疑われる。図のスパイログラムから，呼息開始時点（横軸で1秒）では約4.0L，1秒間（横軸で2秒）で約1.5Lまで下がったことから1秒間の呼気の量（1秒量）は約2.5L，努力肺活量は約3.0Lと読み取れる。したがって，1秒率は，2.5÷3.0×100≒83.3（％）と計算される。

1.	×
2.	×
3.	○
4.	×
正解 3	

Key word ▶ スパイログラム，努力肺活量，1秒量，1秒率

　呼吸ガスの移動は，分圧差（濃度差）に従う拡散によっておこる。

1.	○
2.	×
3.	×
4.	×
正解 1	

Key word ▶ 肺胞，ガス交換，拡散，呼吸ガス

5-21 酸素分圧

呼気の酸素分圧が肺胞気より高い理由はどれか。

1. 右‐左短絡があるから。
2. 予備吸気量がゼロではないから。
3. 呼気が死腔のガスと混合されるから。
4. 肺胞と肺静脈の酸素分圧が異なるから。

5-22 ガス分圧

表は，ある健常成人の呼気，肺胞，動脈血，静脈血のガス分圧である。肺胞と考えられるのはどれか。

1. a
2. b
3. c
4. d

分圧(mmHg)	a	b	c	d
O_2	41	97	101	117
CO_2	45	39	39	31
N_2	573	573	573	596

5-23 貧血による呼吸の障害

臨床での応用

貧血で低下するのはどれか。

1. 呼吸数
2. 酸素輸送量
3. 動脈血酸素分圧
4. ヘモグロビンの酸素飽和度

5-24 二酸化炭素の運搬

以下の反応がおこる場所はどれか。

$$CO_2 + H_2O \rightarrow H_2CO_3 \rightarrow HCO_3^- + H^+$$

1. 血漿
2. 赤血球
3. 肺胞上皮
4. 肺毛細血管内皮

1. 右－左短絡(シャント)とは，右心系(静脈血)から肺胞によるガス交換が行われず，左心系(動脈血)に直接流入することをさす。呼気の酸素分圧には関与しない。	1.	×
2. 予備吸気量とは，通常の吸息位と最大限の吸息の差である。呼気の酸素分圧には関与しない。肺活量は，1回換気量に予備吸気量と予備呼気量を加えたものである。	2.	×
3. 呼気には，肺胞気と，死腔にあってガス交換に関与しなかった吸気(空気)の両方が含まれる。気道のうち外部に近い気管や気管支にはより大気に近いガスが存在するため，呼気の酸素分圧は肺胞気よりも高い。	3.	○
4. 肺胞と肺静脈の酸素分圧は，肺胞における拡散能に関与する。呼気の酸素分圧には関与しない。	4.	×
Key word ▶ 呼気，肺胞気，死腔，酸素分圧	正解	3

酸素(O_2)は，①吸気には空気中のO_2(約21％)がそのまま含まれ，②肺胞に達するまでに気道や肺胞のガスと混合されて酸素分圧は低下し，③肺胞と静脈血のO_2分圧の差による拡散で静脈血に移動し，④動脈血として組織に運ばれ，⑤動脈血と組織のO_2分圧の差による拡散で組織に移動し，⑥静脈血として肺に運ばれる。O_2分圧は，高いほうから，吸気(約158 mmHg)→呼気(約116 mmHg)→肺胞(約100 mmHg)→動脈血(約96 mmHg)→静脈血(約40 mmHg)である。	1.	×
	2.	×
	3.	○
	4.	×
Key word ▶ ガス分圧，酸素分圧	正解	3

貧血とは，赤血球の減少により，血液単位容積中のヘモグロビン濃度が低下した状態をさす。貧血では，酸素輸送量は低下するが，動脈血酸素分圧(Pa_{O_2})およびヘモグロビンの酸素飽和度は変化しない。また，呼吸数はあまり変化しないか，変化する場合は増加の方向である。	1.	×
	2.	○
	3.	×
	4.	×
Key word ▶ 貧血，動脈血酸素分圧(Pa_{O_2})，呼吸数，酸素飽和度	正解	2

末梢組織で生じた二酸化炭素(CO_2)は，末梢の毛細血管から血液中に入り，静脈を経由して肺胞から放出される。静脈でCO_2は，約5％が血漿に溶解し，約5％がヘモグロビンなどのタンパク質に結合して肺に運ばれる。残りの約90％は，赤血球で炭酸脱水酵素によってH_2Oと反応してH_2CO_3となり，重炭酸イオン(炭酸水素イオン，HCO_3^-)と水素イオン(H^+)に解離する。そのうちHCO_3^-は血漿にも溶解して肺に運ばれる。肺では逆向きの反応が進み，CO_2が排出される。	1.	×
	2.	○
	3.	×
	4.	×
Key word ▶ 炭酸脱水酵素，炭酸水素イオン，CO_2，赤血球	正解	2

5 呼吸とその調節

5-25 呼吸の化学受容器

頸動脈小体が最もよく検知するのはどれか。

1. ナトリウム濃度
2. pH
3. O_2 分圧
4. CO_2 分圧

5-26 呼吸運動の調節

健常成人において呼吸数増加に関与するのはどれか。

1. Pa_{O_2} の上昇
2. Pa_{CO_2} の上昇
3. 血中 pH の上昇
4. 血中アドレナリン濃度の低下

5-27 呼吸運動の調節

Pa_{CO_2} の上昇を最もよく検出するのはどれか。

1. 頸動脈小体
2. 大動脈小体
3. マイスネル小体
4. 中枢化学受容器

5-28 チェインーストークス呼吸の特徴

臨床での応用 ▶ チェインーストークス呼吸にみられる特徴はどれか。

1. 深く速い呼吸
2. 持続的な過呼吸
3. 睡眠時の無呼吸発作
4. 呼吸深度の周期的な変化

頸動脈小体は，内頸動脈と外頸動脈の分岐部にあり，血漿に物理的に溶解している．おもにO_2の低下を検知する化学受容器である．血液中のO_2のほとんどは，赤血球中のヘモグロビンと結合しており，血漿中の酸素分圧はわずかである．

1.	×
2.	×
3.	○
4.	×

Step Up 貧血によるヘモグロビンの減少では，酸素含有量は全体として低下するが，血漿中の酸素分圧は肺胞の酸素分圧で決定されるため，頸動脈小体は興奮しない．高い山に登ると気圧の低下によって吸気の酸素分圧が低下し，肺胞の酸素分圧が低下し，血漿の酸素分圧も低下するため，頸動脈小体が興奮する．

正解 3

Key word ▶ 頸動脈小体，酸素分圧

呼吸数は，延髄にある呼吸中枢によって調節されている．さらに，橋にも呼吸にかかわるニューロン群がある．呼吸中枢は，血液のPa_{O_2}，Pa_{CO_2}，pHなどの変化によって呼吸の速さや深さを自動的に調節している．呼吸数を増加させる要因としては，Pa_{O_2}の低下，Pa_{CO_2}の上昇とそれによるpHの低下，運動，発熱，血中アドレナリン濃度の上昇などがあげられる．

1.	×
2.	○
3.	×
4.	×

正解 2

Key word ▶ 呼吸数，呼吸中枢，Pa_{O_2}，Pa_{CO_2}，血中pH

---

1. 頸動脈小体は呼吸の末梢化学受容器の1つで，おもにPa_{O_2}の低下で興奮する．
2. 大動脈小体は呼吸の末梢化学受容器の1つで，おもにPa_{O_2}の低下で興奮する．
3. マイスネル小体は皮膚に存在する機械受容器で，触覚や圧覚を検出する．
4. 呼吸の中枢化学受容器は，延髄の呼吸受容器の近傍にあり，Pa_{CO_2}が上昇してpHが低下すると興奮する．

1.	×
2.	×
3.	×
4.	○

呼吸数は通常，呼吸中枢によって制御されている．呼吸数の増加は，Pa_{CO_2}の増加とpHの低下，発熱，甲状腺機能亢進，ストレス，疼痛，血中アドレナリン濃度上昇などでみられる．

Step Up 呼吸数は成長過程で徐々に少なくなるが，成人となったあとは加齢や妊娠初期でもほどんど変化しない．

正解 4

Key word ▶ 呼吸数，呼吸中枢，Pa_{CO_2}，pH

チェイン－ストークス呼吸（チェーン－ストークス呼吸）は浅い呼吸が徐々に深くなり，また浅い呼吸となり，続いて一過性の無呼吸となる周期を繰り返す．呼吸中枢の機能低下や器質的障害により呼吸の安定性が失われることでおこる．重篤な中枢神経系の疾患や心不全の末期などでみられる．

1.	×
2.	×
3.	×
4.	○

正解 4

Key word ▶ 病的呼吸，チェイン－ストークス呼吸，無呼吸

5-29 チェイン-ストークス呼吸

臨床での応用

チェイン-ストークス呼吸の原因はどれか。

1. 気道の閉塞
2. 肺胞の線維化
3. 代謝性アシドーシス
4. 呼吸中枢の機能低下

5-30 閉塞性換気障害

臨床での応用

閉塞性換気障害でみられるのはどれか。

1. 1秒率の低下
2. 肺活量の低下
3. 気道抵抗の低下
4. 肺拡散能の低下

5-31 換気障害

臨床での応用

肺機能の測定の結果，1秒率は84％，％肺活量は68％であった。この人の状態はどれか。

1. 正　常
2. 閉塞性換気障害
3. 拘束性換気障害
4. 混合性換気障害

5-32 拡散障害

臨床での応用

肺胞から毛細血管への肺拡散能が阻害されるのはどれか。

1. 気　胸
2. 肺水腫
3. 気管支喘息
4. 重症筋無力症

チェーン−ストークス呼吸（チェーン−ストークス呼吸）は，呼吸中枢の機能低下などによって，呼吸の安定性が失われたときみられる。無呼吸中にPao₂の低下とPaco₂の上昇がおこり，これらを感知した化学受容器からの刺激によって呼吸が出現し，それによってPao₂とPaco₂が回復すると，再度無呼吸になる。これを繰り返す呼吸が**チェーン−ストークス呼吸**である。気道の閉塞や肺胞の線維化は換気障害の原因となり，代謝性アシドーシスは**クスマウル呼吸**の原因となる。

1.	×
2.	×
3.	×
4.	○
	正解 4

Key word ▶ チェーン−ストークス呼吸，呼吸中枢，化学受容器

1.	閉塞性換気障害は，気道が狭窄・閉塞することによっておこり，**1秒率**の低下で特徴づけられる。たとえば，健常者がストローをくわえて呼吸しているようなもので，通常の呼吸は問題なく行えるが，1秒率の測定時のように一気に吐き出そうとすると，単位時間に吐き出せる呼気の量が減少する。	1.	○
2.	閉塞性換気障害で**肺活量**は低下しない。	2.	×
3.	閉塞性換気障害では，前述の**1秒率**の低下に加えて**1秒量**の低下がみられ，また狭窄・閉塞による**気道抵抗**の増加がみられる。	3.	×
4.	肺拡散能とは，肺胞における**肺胞気**と**血液**とのガス交換の能力をいう。これは閉塞性換気障害の影響を受けない。	4.	×
			正解 1

Key word ▶ 閉塞性換気障害，気道，1秒率，1秒量，肺拡散能

1.	1秒率は正常では**70**％以上となり，気道の狭窄や閉塞で**低下**する。％（パーセント）肺活量は，性別・年齢・身長から算出される予測値に対する実測値の割合を百分率（％）であらわしたものであり，正常では**80**％以上となる。	1.	×
2.	閉塞性換気障害に分類されるのは，**1秒率**が70％未満である。	2.	×
3.	拘束性換気障害に分類されるのは，**％肺活量**が80％未満である。	3.	○
4.	混合性換気障害に分類されるのは，**1秒率**が70％未満かつ**％肺活量**が80％未満の場合である。	4.	×
			正解 3

Key word ▶ 換気障害，1秒率，％肺活量，閉塞性換気障害，拘束性換気障害，混合性換気障害

1.	気胸は，なんらかの理由で胸膜腔の密閉性が破綻し**気体**が存在するようになった状況で，二次的に肺が虚脱した状態で，肺胞の**萎縮**や**肺活量**の減少がみられる。	1.	×
2.	肺水腫では，間質に**液体**が貯留することによって肺胞気と毛細血管の距離が増大するため，肺拡散能が**低下**する（拡散障害）。	2.	○
3.	喘息は，気道の狭窄・閉塞によって**換気**が障害される（閉塞性換気障害）。	3.	×
4.	重症筋無力症では，筋力の低下により**胸郭**の運動が障害される（拘束性換気障害）。	4.	×
			正解 2

Key word ▶ 拡散障害，気胸，肺水腫，気管支喘息

5-33 心臓の酸素分圧

臨床での応用 ▶ 心臓内の血液の酸素分圧を測定したところ，表の結果が得られた。考えられる異常はどれか。

1. 心房中隔欠損
2. 心室中隔欠損
3. 閉塞性換気障害
4. 拘束性換気障害
5. 大動脈弁閉鎖不全

右心房 39 (mmHg)	左心房 95 (mmHg)
右心室 81 (mmHg)	左心室 95 (mmHg)

肺循環は，右心房→右心室→肺動脈→肺静脈→左心房→左心室と直列につながっている。ガス交換は肺動脈と肺静脈の間の毛細血管と肺胞の間でおこり，ここで静脈血（酸素分圧は約 40 mmHg）は動脈血（酸素分圧は約 96 mmHg）となる。したがって，正常な状態で酸素分圧は，右心房と右心室はともに約 40 mmHg，左心房と左心室はともに約 96 mmHg となる。表では，右心室の酸素分圧が右心房より高い，つまりなんらかの原因で動脈血が右心室に流入していることが考えられる。選択肢のうち，右心室に動脈血が流入する原因となるのは心室中隔欠損である。大動脈弁は左心室と大動脈との間にある弁で，閉鎖不全となっても動脈血と静脈血が混合されることはない。

1.	×
2.	○
3.	×
4.	×
5.	×
正解	2

Key word ▶ 動脈血，静脈血，酸素分圧，右－左短絡（シャント）

6 循環とその調節

6-1 心臓の構造

基本知識

心臓について正しいのはどれか。

1. 心尖は左後下にある。
2. 心底は右後上にある。
3. 重量は成人でおよそ100gである。
4. 体表から見ると心臓全体の約2/3が正中線の右側にある。

6-2 心臓の構造

心臓について正しいのはどれか。2つ選べ。

1. 左心室は心臓の前面に位置する。
2. 肺動脈口は大動脈口の前方にある。
3. 右心室の壁は左心室より3倍厚い。
4. 心膜は心臓を包む1層の袋である。
5. 胎生期において卵円孔は心房中隔にある。

6-3 心臓の弁

心臓の弁について正しいのはどれか。

1. 左心房と左心室間に三尖弁がある。
2. 房室弁は乳頭筋と腱索で結ばれている。
3. 動脈弁は4個の弁尖が向き合ってできている。
4. 心臓の弁は心筋がヒダ状に突き出たものである。

1.	心臓の形は丸みを帯びた円錐形で，後方に倒れて，左方に傾いている。円錐形の頂点にあたる心尖は左前下にあるため，心臓が収縮すると心尖部は前壁に軽くぶつかり，左乳頭下部がわずかに持ちあげられる。	1. ✕
2.	円錐の底にあたるのが心底(心基部)で，右後上にある。	2. ○
3.	心臓の重量は成人で200〜300ｇである。	3. ✕
4.	前方から見ると，心臓全体の約2/3が正中線の左側にあり，胸壁の胸骨と肋軟骨の後ろに位置する。	4. ✕
		正解 2

Key word ▶ 心臓の全体像，心臓の形，心尖

1.	左心室は心臓の左側面に，右心室は心臓の前面に位置する。	1. ✕
2.	肺動脈口は大動脈口の前方にある。	2. ○
3.	血液は左心室から体循環として全身へ，右心室から肺循環として肺へ拍出される。体循環の拍出に要する力は，肺循環のそれの約5倍必要であり，そのため左心室の壁は右心室より3倍も厚い。	3. ✕
4.	心膜は心臓を包む二重層の袋で，袋の内腔には少量の漿液があり，心臓の拍動時に心臓と周囲との摩擦を減らして動きやすくしている。	4. ✕
5.	胎生期において卵円孔は心房中隔にある。右心房から左心房へ動脈血が流れている。出生時に卵円孔は閉鎖され，左右の心房は分離される。	5. ○
		正解 2, 5

Key word ▶ 右心室，心膜，左心室，卵円孔

1.	左心房と左心室間には左房室弁(僧帽弁)が，右心房と右心室間には右房室弁(三尖弁)がある。	1. ✕
2.	房室弁は乳頭筋と腱索で結ばれ，収縮期に心房側へ反転しないようになっている。	2. ○
3.	動脈弁は半月弁ともよばれ，3個の半月状の弁尖(弁膜)が向き合ってできている。	3. ✕
4.	心臓の弁は，心内膜がヒダ状に突き出たものである。	4. ✕
		正解 2

Key word ▶ 動脈弁，房室弁，乳頭筋

6-4 大動脈と冠状動脈

基本知識

大動脈について正しいのはどれか。

1. 大動脈洞から左右の冠状動脈が出る。
2. 上行大動脈は大動脈弁のすぐ下方にある。
3. 大動脈弓からはまず左頸動脈が分枝する。
4. 下行大動脈は第12胸椎の前で左右の総腸骨動脈に分岐する。

6-5 心臓の血管

基本知識

冠状動脈について正しいのはどれか。

1. 前室間枝は左冠状動脈から分かれる。
2. 左冠状動脈は心室の後部に血液を送る。
3. 回旋枝は右心房と右心室との間をめぐる。
4. 右冠状動脈は肺動脈弁のすぐ上方から分かれ出る。

6-6 冠循環

冠循環について正しいのはどれか。

1. 冠循環に心拍出量の約20％が流れる。
2. 冠状動脈の血流は心臓の収縮期に多い。
3. 冠状動脈の閉塞は血圧上昇の主因となる。
4. 冠循環の血流量は心臓が血液を拍出する仕事量に比例する。

6-7 冠状動脈に作用する物質

冠状動脈を拡張するのはどれか。

1. レニン
2. アデノシン
3. アドレナリン
4. 酸素分圧の上昇

1.	大動脈弁直上は，その先よりも太く，大動脈洞とよばれ，冠状動脈が出る。	1.	○
2.	左心室と上行大動脈の間に大動脈弁があるため，上行大動脈は大動脈弁のすぐ上方にあることになる。	2.	×
3.	大動脈弓からはまず腕頭動脈が分枝する。次いで左総頚動脈・左鎖骨下動脈の順で分枝する(⇒問題6-29)。	3.	×
4.	下行大動脈は第4腰椎の前で左右の総腸骨動脈に分岐する。	4.	×

正解 1

Key word ▶ 上行大動脈，冠状動脈，大動脈弁

1.	左冠状動脈はすぐに2本に分かれ，心室前壁に向かう前室間枝(前下行枝)と，左心房・左心室の間をめぐる回旋枝になる。	1.	○
2.	心室の後部に血液を送るのは右冠状動脈である。	2.	×
3.	回旋枝は左心房と左心室との間を左後ろ方向にめぐる。	3.	×
4.	右冠状動脈は大動脈弁のすぐ上方から分かれ出る。静脈血が流れる肺動脈から栄養血管である冠状動脈は出ない。	4.	×

正解 1

Key word ▶ 冠状動脈，回旋枝，前室間枝

1.	冠循環には，心拍出量の約5%が流れる。	1.	×
2.	冠状動脈からの血流は，心臓の収縮により内径とともに減少するため，収縮期に少なくなり，拡張期に多くなる。	2.	×
3.	血栓などによる冠状動脈の閉塞は，血圧上昇の要因とはならず，心筋梗塞や狭心症の主因となる。	3.	×
4.	運動時に酸素需要が増して心拍出量が3倍になると，冠循環の血流量もおよそ3倍になる。	4.	○

正解 4

Key word ▶ 冠循環，冠状動脈

1.	レニンは，アンギオテンシノゲンをアンギオテンシンⅠに変換する。アンギオテンシンⅠがアンギオテンシン変換酵素(ACE)によりアンギオテンシンⅡになると，強い血管収縮作用を示す。	1.	×
2.	心筋の酸素分圧が低下すると，アデニンヌクレオチド(ATP，ADP，AMPなど)が分解されてアデノシンが生じる。アデノシンは冠状動脈壁の平滑筋を弛緩させ，冠血流を増加させる。	2.	○
3.	アドレナリンは，副腎髄質などから放出されて血管を収縮させる。	3.	×
4.	冠状動脈は，血中の酸素分圧の減少に敏感に反応して拡張する。	4.	×

正解 2

Key word ▶ 冠状動脈，レニン，アデノシン，アドレナリン

6 循環とその調節

6-8 固有心筋

固有心筋について正しいのはどれか。

1. 横紋構造をもたない。
2. 刺激伝導系を形成する。
3. 心房筋を除いた心筋である。
4. 筋細胞が電気的に連絡している。

6-9 刺激伝導系による歩調とり

心臓の興奮伝播について正しいのはどれか。

1. 房室結節の歩調とりリズムは洞房結節よりも遅い。
2. 歩調とり細胞の再分極が過分極すると心拍数は上昇する。
3. プルキンエ線維が歩調とり細胞となる場合、心拍数は上昇する。
4. 歩調とり電位の脱分極の勾配が大きくなると心拍数は低下する。

6-10 歩調とり（ペースメーカー）細胞

洞房結節の細胞について正しいのはどれか。

1. 40回/分の頻度で興奮する。
2. 歩調とり電位を発生させている。
3. 興奮頻度はアドレナリンで減少する。
4. 副交感神経の興奮により電位変化の勾配が急峻になる。

6-11 心房・心室の連絡

基本知識

心房と心室の間を電気的につなぐのはどれか。

1. 洞房結節
2. ヒス束
3. 右脚と左脚
4. プルキンエ線維

1. 骨格筋とともに心筋は横紋筋である。	1. ×
2. 刺激伝導系を形成するのは，特殊心筋である。	2. ×
3. 心房筋も心室筋も固有心筋である。	3. ×
4. 機能的合胞体であり，1つの心筋細胞が活動していることが隣の細胞への刺激となる。そのため，多くの心筋細胞が同期して収縮するので，圧上昇が効率よくできる。	4. ○
	正解 4

Key word ▶ 固有心筋，特殊心筋

1. 房室結節の歩調とりリズムは，洞房結節よりも遅い。	1. ○
2. 歩調とり細胞の活動電位のあとの再分極が過分極になると，閾値との差が大きくなるため，心拍数は低下する。	2. ×
3. プルキンエ線維が歩調とり細胞となる場合，歩調とりリズムが遅いので，心拍数は低下する。	3. ×
4. 歩調とり電位（前電位）脱分極の勾配が大きくなると，早く閾値に達するため，心拍数は増大する。	4. ×
Step Up 洞房結節の歩調とりリズムが低下すると，房室結節のリズムが心拍数を決定することがあるが，この場合，心拍数は低下する。	正解 1

Key word ▶ 歩調とり（ペースメーカー）電位，心拍数

1. 洞房結節の興奮頻度は心拍数に等しく，60〜90 回 / 分である。	1. ×
2. 洞房結節には歩調とり（ペースメーカー）細胞があり，自発的な脱分極である歩調とり電位（前電位）を発生させている。	2. ○
3. アドレナリンは，歩調とり電位の立ち上がりを急峻にするとともに，カルシウムイオン（Ca^{2+}）の細胞内流入を増加させ，心拍数と心収縮力をともに増加させる。	3. ×
4. 副交感神経刺激が優位の状態では，膜電位変化の勾配がゆるやかになり，興奮頻度が減少する。交感神経優位では，膜電位変化の勾配が急峻になり，興奮頻度が増加する。	4. ×
	正解 2

Key word ▶ 洞房結節，歩調とり（ペースメーカー）細胞

1. 洞房結節は，おおよそ1秒に1回，自発的に活動電位をリズミカルに発生させ，その速さが心拍数を決定する歩調とり（ペースメーカー）として作用している。	1. ×
2. 心房と心室間は，特殊心筋であるヒス束（房室束）だけで電気的に連絡している。それ以外は結合組織により電気的には隔てられている。	2. ○
3. ヒス束ののち，右心室へ行く右脚と左心室へ行く左脚とに分かれる。	3. ×
4. プルキンエ線維は，刺激伝導系の最も末端であり，細かく心室筋内で枝分かれして，心室筋を刺激する。	4. ×
	正解 2

Key word ▶ ヒス束（房室束），特殊心筋，洞房結節

6 循環とその調節

6-12 伝導ブロック

臨床での応用

伝導ブロックについて正しいのはどれか。

1. 洞房ブロックとは洞房結節の興奮が心室に伝わらないことをいう。
2. 房室ブロックとは房室結節の興奮が心房に伝わらないことをいう。
3. 洞房結節が歩調とりできない場合, 房室接合部の細胞が歩調とりとなる。
4. 完全房室ブロックが生じると心室の活動は停止する。

6-13 心電図の導出法

心電図の導出法について正しいのはどれか。2つ選べ。

1. 単極肢導出の aV_L は左足の電位を示す。
2. 双極肢導出の第Ⅱ導出は右手と左足の電位差を示す。
3. 標準的な心電図の紙送り速度は 1.5 cm/秒に設定する。
4. 胸部導出の V_6 導出は右心室の現象を最もよくあらわす。
5. 心電図の標準的な測定では, 波形の振幅は 1.0 cm/mV に設定する。

6-14 心電図

基本知識

心電図でわかるのはどれか。

1. 最低血圧
2. 心拍出量
3. 心室の収縮力
4. 房室伝導時間

1. 洞房ブロックとは，洞房結節の興奮が心房に伝わらないことをいう。	1.	×
2. 房室ブロックとは，興奮が房室結節を通過できず興奮が心室に伝わらないことをいう。	2.	×
3. 房室接合部にも自動能があり，心拍数を決定しうるが，通常は洞房結節のリズムのほうが早く，心拍数を決定している。洞房結節のリズムが低下したり停止したりすると，房室接合部のリズムが心拍数を決定する。	3.	○
4. 完全房室ブロックが生じると，心室は心房とは別の，よりゆっくりとしたリズムで拍動する。	4.	×
Key word ▶ 伝導ブロック，洞房ブロック，房室ブロック	正解 3	

1. 単極肢導出の aV_L の L は左手を意味し，左手の電位を示す。aV_F と aV_R は，それぞれ左足と右手の電位である。	1.	×
2. 双極肢導出の第Ⅱ導出(誘導)は，右手と左足の電位差を示し，第Ⅰ，第Ⅲ導出(誘導)に比べて，大きな電位が記録できる。	2.	○
3. 心電図の標準的な測定では，紙送り速度は 2.5 cm/秒，針の振れは 1.0 cm/mV に設定する。	3.	×
4. 胸部導出の V_6 導出は，胸部の左側面に電極があるため，左心室の現象を最もよくあらわす。	4.	×
5. 心電図の標準的な測定では，振幅は 1.0 cm/mV に設定する。	5.	○
Key word ▶ 双極肢導出，胸部導出，単極肢導出	正解 2，5	

1. 血圧の直接的な測定は行われない。	1.	×
2. 心拍出量の直接的な測定は行われない。	2.	×
3. 心電図は心室筋の電気的活動を測定するため，ある程度，収縮力の指標となるが，直接的な測定ではない。	3.	×
4. P 波の始めから Q(R)波の始めまでが房室伝導時間である。	4.	○
Key word ▶ 心電図，房室伝導時間	正解 4	

6-15 心電図

心電図について正しいのはどれか。

1. 波形の大きさは誘導によらず一定である。
2. 波形の向きは誘導によらず一定である。
3. QRS群の持続時間は誘導により変化する。
4. R-R間隔から心拍数が求められる。

6-16 心電図

心電図のST部分が示しているのはどれか。

1. 心房全体に興奮が広がる時期
2. 心室全体に興奮が広がる時期
3. 心室全体が興奮している時期
4. 心室全体に弛緩が広がる時期

6-17 心電図の異常

臨床での応用

標準的に記録した心電図を示す。所見として正しいのはどれか。

1. 頻脈がみとめられる。
2. ST部分が低下している。
3. R-R間隔に乱れがみられる。
4. 房室伝導時間が延長している。

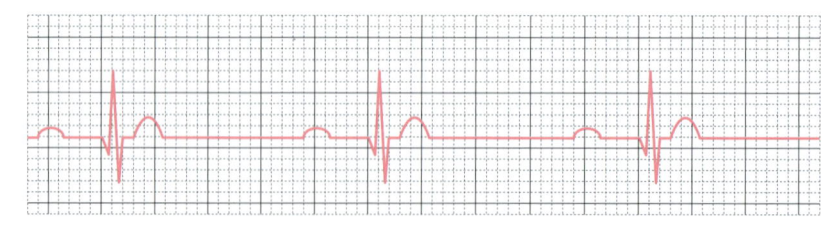

双極および単極の肢導出は，前頭面のいろいろな方向から心臓を観察する。それに対して胸部導出は，水平面のいろいろな方向から心臓を観察する。また単極導出では興奮が近づいてくるとペンは上向きに振れ，興奮が遠ざかると下向きに振れる。したがって，波形の向きや大きさは誘導によって変化するが，各波形の持続時間は誘導によらず一定となる。

1．心電図は心臓の電気的活動を電位差として測定したものである。心電図の各誘導では電位差を測定する電極の組み合わせが異なるため，誘導が異なると測定される波形は大きく異なる。	1．×
2．誘導が異なると波形の向きも異なる。	2．×
3．QRS 群の持続時間は，心室に興奮（脱分極，収縮）が広がる時間幅であり，誘導によらず一定である。	3．×
4．R−R 間隔から心拍数が求められる。	4．○
Key word ▶ 心電図，QRS 群（波），R−R 間隔	正解 4

1．心房全体に興奮（脱分極，収縮）が広がる時期には，P 波が発生する。	1．×
2．心室全体に興奮（脱分極，収縮）が広がる時期には，QRS 群が発生する。	2．×
3．心室全体が興奮（収縮）している区間が ST 部分である。ST 部分は，プラトー（平坦な盛り上がりを意味する）期ともよばれる。	3．○
4．心室全体に弛緩（再分極）が広がる時期には，T 波が発生する。	4．×
	正解 3
Key word ▶ ST 部分，プラトー	

1．標準的には 0.04 秒 /mm の紙送りである。図の心電図では，25 mm＝1 秒ごとに心拍がある，つまり心拍数は 60 回 / 分となっており，正常範囲である。	1．×
2．ST は基線上にあり，低下はない。	2．×
3．2 つだけだが，R−R 間隔は整っている。	3．×
4．PQ 時間は 6 mm＝0.24 秒であり，正常な上限の 5 mm＝0.2 秒をこえている。	4．○
	正解 4
Key word ▶ 伝導障害，R−R 間隔，ST 部分	

6-18 心室の興奮

心室の興奮について正しいのはどれか。

1. 心室の興奮は内膜側から外膜側へ向かう。
2. 心室の興奮は心室中隔の右心室側で始まる。
3. 興奮が近づくと心電図の波形は下向きに振れる。
4. 心室の再分極は心室壁の内膜側から外膜側へ向かう。

6-19 心拍出量と心拍数

基本知識

正しいのはどれか。

1. 心拍数は房室結節の興奮頻度で決まる。
2. 心拍数は安静時で100〜120回/分である。
3. 正常では左心拍出量は右心拍出量に等しい。
4. 1回心拍出量は安静時で150〜200 mLである。

6-20 心周期

心周期について正しいのはどれか。

1. 等容性収縮期には動脈弁は閉鎖している。
2. 駆出期には動脈弁は閉鎖している。
3. 等容性弛緩期には房室弁は開いている。
4. 充満期には心室から血液が流出する。

6-21 心臓の機能と前負荷

心臓の機能と前負荷の関係について正しいのはどれか。

1. 中心静脈圧で決まる。
2. 血圧の低下で増加する。
3. 心拍数の増加で増大する。
4. 増大すると心室筋の収縮力は減少する。

1. 心室の興奮は内膜側から外膜側へ向かう。刺激伝導系が、プルキンエ線維以外、心室筋の内側を走行しているためである。		1. ○
2. 心室の興奮は心室中隔の左心室側で始まる。		2. ×
3. 興奮が記録電極に近づくと、心電図の波形は上向きに振れる。		3. ×
4. 心室の再分極は、脱分極とは逆に、心室壁の外膜側から内膜側へ向かう。		4. ×
		正解 1
Key word ▶ 心室中隔、心室の興奮		

1. 心拍数は、洞房結節の歩調とり細胞の興奮頻度で決まる。	1. ×
2. 心拍数は、安静時で60〜90回/分である。心拍数と脈拍数は通常等しく、一般に、心拍数60/分以下を徐脈、100/分以上を頻脈という。	2. ×
3. 正常では、左心拍出量は肺静脈還流量に等しく、肺静脈還流量は右心拍出量に等しいため、左心拍出量は右心拍出量に等しい。	3. ○
4. 1回心拍出量は、安静時で40〜100 mL（約70 mL）である。	4. ×
	正解 3
Key word ▶ 洞房結節、心拍数、心拍出量	

1. 「等容性」とは、容積がかわらない、すなわち弁が閉じていて血液の出入りがないということである。	1. ○
2. 駆出期では、文字通り、血液が心室から駆出されており、弁は開いている。	2. ×
3. 等容性収縮期と同様に、等容性弛緩期でも房室弁は閉じている。	3. ×
4. 充満期には、心室へと血液が流入しており、弁は開いている。	4. ×
	正解 1
Key word ▶ 心周期、等容性収縮期、等容性弛緩期、駆出期、充満期	

心室の仕事は、バケツに水をくんで、その水を塀の外側に捨てることを繰り返す仕事にたとえることができる。前負荷は心室が収縮する前にかかっている負荷であるので、バケツの大きさ、すなわち拡張終期に心室内に充満している血液の量に相当する。

1. 心室内に充満する血液量は充満圧、すなわち中心静脈圧によって決まる。したがって中心静脈圧が前負荷にほかならない。	1. ○
2. 最低（拡張期）血圧は心室から血液が拍出される際の抵抗となり、後負荷に相当する。	2. ×
3. 心拍数増加は拡張期を短縮するため、前負荷は減少する。	3. ×
4. 心筋細胞が伸展されると収縮力を増す。これをスターリングの心臓の法則という。前負荷が増大すると心室筋は伸展するため、収縮力は増す。	4. ×
	正解 1
Key word ▶ 前負荷、中心静脈圧	

6 循環とその調節

6-22 後負荷

後負荷について正しいのはどれか。

1. 充満期の抵抗である。
2. 拡張期の血圧に相当する。
3. 静脈還流量が増加すると増大する。
4. 増大すると1回心拍出量が大きくなる。

6-23 心音

心音について正しいのはどれか。

1. Ⅰ音は動脈弁が閉鎖する際に生じる。
2. Ⅱ音は房室弁が閉鎖する際に生じる。
3. Ⅰ音とⅡ音との間で，心室は弛緩している。
4. Ⅰ音とⅡ音との間隔は，Ⅱ音と次のⅠ音との間隔よりも短い。

6-24 動脈

動脈について正しいのはどれか。

1. 太い動脈は平滑筋に富む。
2. 太い動脈は血流の抵抗や血流量を調節する。
3. 細い動脈は平滑筋が少なく弾性線維が多い。
4. 弾性動脈は拍出された血液の拍動をやわらげる。

6-25 動脈の構造

動脈壁の構造について正しいのはどれか。

1. 内膜，中膜，外膜からなる。
2. 内膜には平滑筋が発達している。
3. 中膜にはコラーゲン線維が発達している。
4. 外膜は弾性線維からなる。

後負荷は心室が収縮を開始した後にかかる負荷であるので，塀の高さ，すなわち血液を拍出する際に，それに逆らう動脈内の圧，つまり最低(拡張期)血圧である。	
1. 充満期の抵抗は駆出時の抵抗であり，心室が収縮する前にかかっている負荷であるので，前負荷である。	1. ×
2. 後負荷とは，血液を拍出するために心室がこえなければならない圧であり，最低(拡張期)血圧に相当する。	2. ○
3. 静脈還流量の増加は前負荷となる。	3. ×
4. 拡張期血圧に相当するため，増大すると動脈弁の開口が遅れ，1回心拍出量は小さくなる。	4. ×
Key word ▶ 後負荷，拡張期，充満期，前負荷	正解 2

1. Ⅰ音は，心室が収縮を開始し，房室弁が閉鎖する際に生じる。	1. ×
2. Ⅱ音は，心室の収縮が終了して拡張するとき，動脈弁閉鎖の際に生じる。	2. ×
3. Ⅰ音と次のⅡ音との間で，心室は収縮している。	3. ×
4. 間隔が短く，まとまって聞こえる前半にⅠ音，後半にⅡ音が聞こえる。	4. ○
Key word ▶ 心音，心雑音，Ⅰ音，Ⅱ音	正解 4

1. 太い動脈は，弾性線維に富むので弾性動脈(弾性血管)とよばれる。平滑筋に富むのは細い動脈である。	1. ×
2. 太い動脈ではなく，細い動脈が，平滑筋の作用により血流の抵抗や血流量を調節する。	2. ×
3. 細い動脈は，弾性線維が少なく，平滑筋が多いため，筋性動脈とよばれる。また，細動脈の平滑筋の緊張により血流抵抗がかわり，それにより血流量が調節されるため，抵抗血管ともよばれる。	3. ×
4. 弾性動脈である太い動脈は，その弾性により拍出された血液により広がるため，拍動をやわらげる。また，心拍出時にふくらんだ動脈血管内の血液は，弛緩時に血管の弾性により押し流されるため，その間でも血流が保たれる。	4. ○
Step Up 血管の弾性を失った状態を動脈硬化という。	
Key word ▶ 動脈，弾性線維，弾性動脈	正解 4

1. 動脈は，内膜・中膜・外膜からなる。	1. ○
2. 内膜は，内腔をおおう一層の内皮細胞と結合組織からなる。	2. ×
3. 中膜は内膜・中膜・外膜のうち最も厚く，平滑筋と弾性線維からなる。大動脈のような太い動脈と，器官の中の細い動脈では，中膜の構造が異なり，また血流を調節する機能も異なる。	3. ×
4. 外膜は，動脈壁を取り巻く結合組織からなり，コラーゲン線維(膠原線維)を多く含む。	4. ×
Key word ▶ 動脈，中膜，内膜，外膜	正解 1

6-26 静脈

静脈について正しいのはどれか。

1. 静脈内圧が上昇しても容量は一定に保たれる。
2. 下肢の皮静脈は管壁が厚く静脈弁が発達している。
3. 細静脈の壁は交感神経の興奮で伸展性が促進される。
4. 四肢の筋の収縮により静脈血は末梢のすみずみへ送られる。

6-27 肺循環の血管

肺の血管について正しいのはどれか。

1. 肺静脈は肺区域の中心部を通る。
2. 肺動脈の枝は肺葉・肺区域の辺縁部を通る。
3. 肺門には左右それぞれ上下2本の肺静脈がある。
4. 肺動脈は右心室から2本の動脈として出てそれぞれ左右の肺に血液を送る。

6-28 肺循環

肺循環で正しいのはどれか。

1. 肺動脈圧は大動脈圧の1/2である。
2. 肺動脈は動脈血を右心室から肺へ運ぶ。
3. 肺静脈は静脈血を肺から左心房へ運ぶ。
4. 右心室の拍出量は左心室の拍出量と同じである。

6-29 体循環の動脈

大動脈弓から出る動脈について正しいのはどれか。

1. 第2の枝は腕頭動脈である。
2. 総頸動脈は頭部に血液を送る。
3. 鎖骨下動脈は下肢に血液を送る。
4. 大動脈弁に近い最初の枝は右総頸動脈である。

1. 静脈には弾性線維がほとんど含まれてないため伸展しやすく，内圧上昇で血管は伸展し，血液を貯留する。よって静脈を容量血管という。	1. ×
2. 下肢の皮静脈は管壁が厚く，静脈弁が発達している。静脈弁は，筋(肉)ポンプで心臓方向へ押し上げられた血液が重力で下へ戻されるのを阻止する。	2. ○
3. 交感神経から放出されるノルアドレナリンは，細静脈を収縮させ，伸展性を抑制する。	3. ×
4. 四肢の筋収縮により静脈は圧迫され，血液が心臓方向に送られる。この筋のはたらきを筋(肉)ポンプという。	4. ×
	正解 2
Key word ▶ 静脈，筋(肉)ポンプ，静脈弁	

1. 肺静脈は肺区域の辺縁部を通る。	1. ×
2. 肺動脈の枝は，肺の中で気管支の枝とともに分岐する。肺動脈の枝は肺葉・肺区域の中心部を通る。	2. ×
3. 肺静脈は，左右各 2 本に分かれたまま左心房に入るため，合わせて 4 本の肺静脈が左心房にいたる。したがって，入口は 4 つある。	3. ○
4. 肺動脈は，右心室から 1 本の動脈として出てから 2 本に分かれる。	4. ×
	正解 3
Key word ▶ 肺動脈，肺静脈	

1. 肺動脈圧(25 mmHg)は大動脈圧(120 mmHg)のおよそ 1/5 である。	1. ×
2. 右心室から始まる肺動脈は，酸素含有量の少ない血液(静脈血)を肺まで運ぶ。	2. ×
3. 静脈血は肺で二酸化炭素を放出して酸素を取り入れ，酸素含有量の多い血液(動脈血)となり，肺静脈を通り左心房へいたる。	3. ×
4. 正常では左心拍出量は肺静脈還流量に等しく，肺静脈還流量は右心拍出量に等しいため，右心室の拍出量は左心室の拍出量に等しい。	4. ○
	正解 4
Key word ▶ 肺循環，動脈血，静脈血	

大動脈は，左心室から出て心膜腔内を上行する。この部分を上行大動脈とよび，基部には 3 個のふくらみ(大動脈洞)があり，左右の洞から左・右の冠状動脈が出る。心膜を出ると左後方にアーチをつくりながら向きをかえる。この部分が大動脈弓である。

1. 第 2 の枝は左総頸動脈である。第 3 は左鎖骨下動脈である。	1. ×
2. 総頸動脈は内頸動脈，外頸動脈に分かれ，頭部に血液を送る。	2. ○
3. 鎖骨下動脈は上肢に血液を送る。	3. ×
4. 大動脈弓における最初の枝は腕頭動脈である。腕頭動脈は，すぐに右総頸動脈と右鎖骨下動脈に分かれる。	4. ×
	正解 2
Key word ▶ 大動脈，大動脈弓，鎖骨下動脈，総頸動脈	

6 循環とその調節

6-30 頸動脈

頸動脈について正しいのはどれか。

1. 外頸動脈は脳に血液を送る。
2. 内頸動脈は顔面に血液を送る。
3. 頸動脈小体は血圧を感知する。
4. 外頸動脈と内頸動脈の分岐部には頸動脈小体がある。

6-31 脳循環

脳循環について正しいのはどれか。

1. 頭蓋内の血液量はほぼ一定である。
2. 脳循環の血流量は心拍出量の5%である。
3. 大脳動脈輪で外頸動脈と椎骨動脈が吻合する。
4. 脳の血流量は体循環の血圧に比例して変動する。

6-32 静脈の走行

静脈について正しいのはどれか。

1. 脳の動脈と静脈は1本ずつ対応する。
2. 四肢の皮静脈は動脈とともにに走行する。
3. 太い静脈の多くは並行する動脈と同じ名称である。
4. 全身からの静脈は合流して1本の大静脈となって右心房に流入する。

6-33 診察によく使われる動脈

臨床での応用

診察によく使われる動脈について正しいのはどれか。

1. 頸部に触れる脈拍は内頸動脈の拍動である。
2. 前腕の母指側にある動脈は尺骨動脈である。
3. 足で脈拍が触れやすいのは足背動脈である。
4. 鼠径部に触れる脈拍は総腸骨動脈の拍動である。

1. 脳に血液を送るのは内頚動脈である。	1.	×
2. 顔面に血液を送るのは外頚動脈である。	2.	×
3. 頸動脈小体は，末梢の化学受容器で血液中の酸素分圧の低下に反応する。圧の受容器は，頸動脈洞と大動脈弓にある。	3.	×
4. 総頸動脈は舌骨の高さで外頚動脈と内頚動脈とに分岐する。そこに頸動脈小体がある。	4.	○
	正解 4	

Key word ▶ 外頚動脈，内頚動脈，頸動脈小体

1. 頭蓋内の血液量は，ほぼ一定に保たれている。	1.	○
2. 脳循環の血流量は，心拍出量の約15%である。	2.	×
3. 大脳動脈輪（ウィリス動脈輪）は，左右の内頚動脈と椎骨動脈が，脳の下面で吻合してできる。	3.	×
4. 脳の血流量は，体循環の血圧がある程度変動しても一定に保たれる。	4.	×
	正解 1	

Key word ▶ 脳循環，大脳動脈輪（ウィリス動脈輪），内頚動脈，椎骨動脈

1. 脳の静脈は，硬膜静脈洞に注ぐなど，動脈とはまったく異なった走行を示す。	1.	×
2. 四肢では深部の静脈は動脈に並行するが，皮静脈は動脈とは無関係に走行し，大きな皮下静脈叢を形成する。	2.	×
3. 例外もあるが，太い静脈は通常，並行する動脈と同じ名前がつけられている。	3.	○
4. 上半身からの静脈は上大静脈，下半身からの静脈は下大静脈となって，別々に右心房に流入する。	4.	×
	正解 3	

Key word ▶ 静脈，皮静脈

1. 頸部に触れる脈拍は総頸動脈の拍動である。舌骨の高さで外頚動脈と内頚動脈とに枝分かれする。	1.	×
2. 前腕の母指側にある動脈は橈骨動脈である。尺骨動脈は小指側にある。	2.	×
3. 足で脈拍が触れやすいのは足背動脈である。	3.	○
4. 鼠径部に触れる脈拍は大腿動脈の拍動である。総腸骨動脈から骨盤臓器を支配する内腸骨動脈が枝分かれした外腸骨動脈が大腿動脈となる。	4.	×
	正解 3	

Key word ▶ 脈拍，触診

6 循環とその調節

6-34 血液循環

基本知識

体循環について正しいのはどれか。

1. 心拍出量の約半分が腎臓を流れる。
2. 胃腸を通った血液は門脈へ流入する。
3. 肝臓へ入る血流はすべて門脈を経由する。
4. 胃腸と腎臓間を直列に結んでいるのは下大静脈である。

6-35 血圧

健常成人の血圧について正しいのはどれか。

1. 右心房圧はほぼ 0 mmHg である。
2. 左心室の収縮期血圧は 70 mmHg である。
3. 中心静脈圧は右心房圧よりわずかに低い。
4. 中心静脈圧は右心室の収縮力低下により低くなる。

6-36 血圧

血圧について正しいのはどれか。

1. 心拍数が増加すると最低血圧は下降する。
2. 平均血圧は最低血圧 + 脈圧 /3 であらわされる。
3. 動脈壁の弾性が低下すると最低血圧は上昇する。
4. 静脈壁の弾性により拡張期の血圧は 70〜80 mmHg に維持される。

6-37 血圧

正しいのはどれか。

1. 血圧 = 心拍数 × 総末梢血管抵抗の関係にある。
2. 脈圧は（最高血圧 − 最低血圧）× 1/3 であらわされる。
3. 安静時の最高血圧が 120 mmHg は正常範囲である。
4. 立位では脳内動脈の血圧は胸部より約 10 mmHg 低い。

1. 心拍出量の約 23%が腎臓を流れる。	1.	×
2. 胃腸で消化吸収された栄養素は門脈を流れる静脈血に入る。	2.	○
3. 肝臓への血流のうち 30～40%が肝動脈から，残りが門脈から流入する。	3.	×
4. 胃腸と肝臓間を直列に結ぶ血管を門脈とよび，肝臓からの血液は肝静脈を経て下大静脈に流入する。門脈は両端が毛細血管であることが特徴的である。	4.	×
	正解 2	

Key word ▶ 心拍出量，門脈

1. 右心房圧はほぼ 0 mmHg である。	1.	○
2. 左心室の収縮期血圧は 120 mmHg であり，最高血圧に等しい。	2.	×
3. 中心静脈圧は，正常では 5～10 cmH₂O (4～7 mmHg) であり，上大静脈あるいは下大静脈の平均血圧で，右心房圧よりわずかに高い。したがって，血液は大静脈から右心房へ流れる。	3.	×
4. 右心室の収縮力が低下すると，右心室から拍出される血液量が減少するため，大静脈に血液が貯留して中心静脈圧は上昇する。	4.	×
	正解 1	

Key word ▶ 血圧，最高血圧 (収縮期血圧)，中心静脈圧

1. 血圧＝心拍出量×末梢血管抵抗で示される。したがって，心拍数が増すと，動脈内血液量が増大し，最低(拡張期)血圧は上昇する。	1.	×
2. 大動脈以外の動脈では，平均血圧＝最低血圧＋脈圧 /3 の関係にある。	2.	○
3. 動脈壁の弾性低下がおこると，血管の伸展性が低下する。そのため，貯留できる血液量が減少して最低血圧は低下し，最高(収縮期)血圧は上昇する。	3.	×
4. 収縮期には，動脈(弾性血管)は膨張して血液を貯留する。収縮期に血管の弾性で貯留した血液が，拡張期に送り出されるため，血圧(70～80 mmHg)が生じる。	4.	×

Step Up 心臓の拡張期にも血液が末梢へと送られることをウインドケッセル効果という。

正解 2

Key word ▶ 平均血圧，脈圧，最低血圧(拡張期血圧)，動脈壁の弾性

日本高血圧学会(2014 年)の基準では，①至適血圧：最高血圧＜120 mmHg かつ最低血圧＜80 mmHg，②正常血圧：最高血圧 120～129 mmHg かつ最低血圧 80～84 mmHg，③正常高値血圧：最高血圧 130～139 mmHg または最低血圧 85～89 mmHg に分けられている。

1. 血圧＝心拍出量×総末梢血管抵抗の関係がなりたっている。	1.	×
2. 脈圧は，最高(収縮期)血圧と最低(拡張期)血圧の差である。	2.	×
3. 最高血圧が 120 mmHg は，正常域血圧の正常血圧に該当する。	3.	○
4. 立位では，脳は心臓より約 45 cm 上にあるため，重力の影響を受け，約 35 mmHg 低い。	4.	×
	正解 3	

Key word ▶ 脈圧，最低血圧(拡張期血圧)，最高血圧(収縮期血圧)，末梢血管抵抗

6 循環とその調節

6-38 血圧測定

臨床での応用 ▶ 上腕での血圧測定について正しいのはどれか。

1. 上腕を挙上して測定する。
2. 血管音は圧迫圧を上げながら聴取する。
3. 血管音の聞こえはじめが最低血圧である。
4. 血管音が聞こえるのは血流が乱流となるからである。

6-39 血液循環

血液循環について正しいのはどれか。

1. 血流速度は大静脈で最低となる。
2. 細動脈圧は血液量が増えても変化しない。
3. 大動脈と上腕動脈の血圧はほぼ同じである。
4. 血圧調節に最も関与するのは毛細血管の収縮である。

6-40 毛細血管の循環

基本知識 ▶ 毛細血管について正しいのはどれか。

1. 血流速度は毛細血管を流れるとき最小となる。
2. 静脈よりの毛細血管の血液は酸素を多く含む。
3. 動脈よりの毛細血管の血圧は膠質浸透圧より低い。
4. 毛細血管の総断面積は血管のなかで静脈についで大きい。

6-41 血液循環

血液循環について正しいのはどれか。

1. 筋ポンプにより動脈血が心臓から拍出される。
2. 臥位より立位のほうが心臓への静脈還流が多い。
3. 交感神経が興奮すると心臓への静脈還流が増す。
4. 静脈弁は皮膚から深静脈への血液の逆流を防いでいる。

1. 心臓と同じ高さである必要があり，挙上してはならない。	1.	×
2. 血管音はいったん圧迫圧を最高血圧以上に上げ，徐々に圧を低下させながら聴取する。	2.	×
3. 血管音の聞こえはじめが最高血圧である。	3.	×
4. 圧迫した動脈上で聴取する血管音であるコロトコフ音が聞こえるのは，血流が乱流となるからである。	4.	○
	正解 4	

Key word ▶ 乱流，血管音，コロトコフ音

1. 血流速度は，総断面積が最も大きい毛細血管で最低となる。	1.	×
2. このような性質を持つのは静脈である。静脈壁は薄く，血液量が増してくると内圧をほとんどかえずに，壁がのび，内圧の上昇をほとんど引きおこさずに血液を貯留する。この性質のため，静脈は容量血管ともよばれる。	2.	×
3. 血圧は，重力(静水圧)の影響を受ける。大動脈と上腕動脈とでは高さの差はほとんどないので，血圧はほぼ同じである。	3.	○
4. 血管の収縮により血圧上昇に関与するのは細動脈である。細動脈は平滑筋が多く，緊張により血管抵抗が増大し，血流量の低下から動脈圧の上昇を引きおこす。	4.	×
	正解 3	

Key word ▶ 細動脈，容量血管，抵抗血管，毛細血管

1. 血流速度は，総断面積に反比例するので毛細血管で最小となる。酸素と二酸化炭素，および栄養素と老廃物の物質交換に都合がよい。	1.	○
2. 静脈側の毛細血管では，酸素が消費された結果，酸素分圧は動脈側より低くなる。	2.	×
3. 動脈よりの毛細血管圧はおよそ 30 mmHg で，膠質浸透圧の 25 mmHg より高い。そのため，栄養素を多く含んだ水分は血管から組織へ移動する。静脈よりの毛細血管では，膠質浸透圧のほうが高くなるため，老廃物を多く含んだ水分が，組織から血管へ移動する。	3.	×
4. 毛細血管 1 本の断面積は血管のなかで最小であるが，無数にあるので，その総断面積は血管中で最大となる。	4.	×
	正解 1	

Key word ▶ 毛細血管，総断面積，血流速度，膠質浸透圧

1. 下肢などにある筋(肉)ポンプのはたらきで静脈が圧迫されると，静脈血の心臓への還流が促進される。	1.	×
2. 立位では重力のため下肢に血液が貯留するため心臓への静脈還流量が低下する。	2.	×
3. 交感神経が興奮すると，心拍出量が増加する。また，容量血管である静脈が収縮するため，心臓への静脈還流量は増加する。	3.	○
4. 静脈弁は，重力により引かれる血液を受けとめ，静脈血が逆流しないようにはたらいている。	4.	×
	正解 3	

Key word ▶ 血液循環，静脈弁，筋ポンプ

6-42 血液循環

血液循環について正しいのはどれか。

1. 脈圧は1回心拍出量に反比例する。
2. 脈波の伝播速度は 50 cm/秒である。
3. 大動脈の血流速度は 5〜9 m/秒である。
4. 成人の1分あたりに心臓から拍出される血液量はおよそ 5 L である。

6-43 血液循環

血液循環について正しいのはどれか。

1. 気温が低下すると皮膚の血流量は低下する。
2. 血液の粘性が増加すれば循環抵抗は低下する。
3. 激しい運動をすると胃や腸の血流量は増加する。
4. 細動脈が収縮していると拡張期に動脈内に残る血液量は減少する。

6-44 血管の神経性調節

血管の調節について正しいのはどれか。

1. 血管運動中枢は脊髄にある。
2. 交感神経の分布密度は動脈より静脈に多い。
3. 血管運動中枢が抑制されると血管は拡張する。
4. ほとんどの血管は交感神経と副交感神経の二重支配を受ける。

6-45 心臓と自律神経

心臓に対する自律神経支配について正しいのはどれか。

1. 迷走神経が興奮すると心拍数は増加する。
2. 交感神経が興奮すると心拍出量は減少する。
3. 迷走神経が興奮するとアセチルコリンが放出される。
4. 交感神経の節後神経終末からはドパミンが放出される。

1.	脈圧は心拍出量に比例し，動脈壁の弾性に反比例する。よって心拍出量が増大すると脈圧も増大する。また，動脈壁の弾性が低下すると，脈圧は増加する。	1. ×
2.	脈波は動脈壁の伸展と復元をあらわしている。脈波の伝播速度は 5〜9 m/ 秒と非常に速いため，脈が触れたときが心周期の駆出期の始まりを示す。	2. ×
3.	大動脈の血流速度は約 50 cm/ 秒である。	3. ×
4.	1 回心拍出量は，安静時でおよそ 70 mL であり，心拍数を 70 回 / 分とすると，1 分間の心拍出量は約 5 L となる。	4. ○
		正解 4
	Key word ▶ 脈圧，脈波，血流速度，拍出量	

1.	気温が低下すると，熱の放出を抑えるために皮膚血管は収縮し，血流量は低下する。また，末梢血管総抵抗が増大するため血圧は上昇する。	1. ○
2.	血液の粘性が増すと，血液の流動性が低下するため循環抵抗は増大する。	2. ×
3.	激しい運動を行うと，酸素需要が大きい臓器の血流量は増大し，その他の臓器への血流量は抑えられる。したがって，胃や腸の血流量は減少する。	3. ×
4.	細動脈が収縮していると血液循環がわるくなるため，拡張期に動脈内に残る血液量は増加する。	4. ×
		正解 1
	Key word ▶ 血液の粘性，血流の再配分	

1.	血管運動中枢は延髄にある。	1. ×
2.	交感神経の分布密度は，動脈のほうが静脈より高い。	2. ×
3.	血圧の上昇により血圧を感知する圧受容器が伸展して興奮すると，血管運動中枢の抑制が生じる。この結果，交感神経の興奮が抑制され，ニューロン発火頻度の減少による血管拡張と血圧低下をきたす。	3. ○
4.	ほとんどの血管は交感神経の単独支配である。	4. ×
		正解 3
	Key word ▶ 交感神経，血管運動中枢，副交感神経	

1.	迷走神経は副交感神経であり，興奮すると心拍数は低下する。	1. ×
2.	交感神経の作用により，心拍数も心拍出量も増大する。	2. ×
3.	副交感神経である迷走神経は，アセチルコリンを放出することで心拍数と心拍出量を減少させる。	3. ○
4.	交感神経の節後神経終末からはノルアドレナリンが放出される。	4. ×
		正解 3
	Key word ▶ 交感神経，迷走神経，ノルアドレナリン，アセチルコリン	

6 循環とその調節

6-46 血管の圧受容器

血管の圧受容器について正しいのはどれか。

1. 血圧が下降すると興奮頻度が増加する。
2. 興奮頻度が増加すると心拍数が増加する。
3. 興奮頻度が増加すると心拍出量が増加する。
4. 興奮頻度が増加すると迷走神経の活動が亢進する。

6-47 循環の調節

循環の調節について正しいのはどれか。2つ選べ。

1. 心臓を支配する副交感神経は肋間神経の枝である。
2. 副交感神経は心臓の心室筋をおもに支配している。
3. 交感神経（節後線維）の伝達物質はアセチルコリンである。
4. ノルアドレナリンは血管のα受容体に作用して収縮させる。
5. ノルアドレナリンは心臓のβ受容体に作用して心収縮力を増強する。

6-48 レニン－アンギオテンシン－アルドステロン系

レニン－アンギオテンシン－アルドステロン系について正しいのはどれか。

1. レニンはアンギオテンシンⅠに変換される。
2. アンギオテンシンⅡには血管拡張作用がある。
3. 腎臓の血流量が増加するとレニンが分泌される。
4. アンギオテンシンⅡはアルドステロンの分泌を促進する。

血圧上昇で血管が伸展すると，頸動脈洞と大動脈弓の圧受容器の興奮頻度が増加し，舌咽神経と迷走神経を介してその情報が延髄に伝えられる．その結果，延髄の血管運動中枢の抑制と心臓抑制中枢の亢進がおこり，前者は交感神経の緊張低下，後者は心臓迷走神経の亢進により血圧を低下させる．	
1．血圧が下降すると圧受容器の興奮頻度は減少する．	1．×
2．圧受容器の興奮頻度が増加するのは血圧上昇時であるため，反射性に心拍数は低下する．	2．×
3．圧受容器の興奮頻度が増加するのは血圧上昇時であるため，反射性に心拍出量は低下する．	3．×
4．興奮頻度が増加した情報は延髄に伝えられ，迷走神経の活動を亢進させる．	4．○
Key word ▶ 頸動脈洞，大動脈弓，圧受容器	正解 4

1．心臓を支配する副交感神経は迷走神経の枝である．副交感神経は脳神経と仙骨神経以外には含まれない．	1．×
2．副交感神経は心臓の刺激伝導系をおもに支配して，心拍数抑制の作用がある．	2．×
3．交感神経(節後線維)の伝達物質はノルアドレナリンである．副交感神経(節後線維)の伝達物質はアセチルコリンである．	3．×
4．ノルアドレナリンは血管のα受容体に作用して収縮させる．α刺激薬は昇圧薬として使われる．	4．○
5．ノルアドレナリンは心臓のβ受容体に作用して心収縮力を増強する．同時に心拍数上昇作用もある．	5．○
Key word ▶ アドレナリン，アセチルコリン，α受容体，β受容体	正解 4，5

1．レニンはアンギオテンシノゲンをアンギオテンシンⅠに変換する．	1．×
2．アンギオテンシンⅡには血管収縮作用がある．	2．×
3．腎臓の血流量が減少して糸球体血圧が低下すると，レニンの生成と内分泌が促進される．	3．×
4．アンギオテンシンⅡはアルドステロンの分泌を促進し，血中濃度を高める．	4．○
Step Up 「アンギオ」には「angio(血管の)」の，「テンシン」には「tension(張力)」の意味が含まれている．	正解 4
Key word ▶ レニン，アンギオテンシンⅠ，アンギオテンシンⅡ，アルドステロン	

6-49 血管に作用する物質

血管を拡張させる物質はどれか。

1. レニン
2. ヒスタミン
3. アドレナリン
4. エンドセリン
5. トロンボキサン A_2

6-50 血管に作用する物質

血管に作用する物質について正しいのはどれか。

1. 一酸化窒素は血管を収縮させる。
2. ヒスタミンは毛細血管の透過性を亢進する。
3. セロトニンは出血部位の血管を弛緩させる。
4. エンドセリンは毛細血管の透過性を低下させる。

6-51 微小循環

微小循環について正しいのはどれか。

1. 細動脈は酸性の代謝産物によって弛緩する。
2. 水溶性物質は拡散によって毛細血管外に出る。
3. 呼吸ガスは濾過によって毛細血管を通過する。
4. 細動脈には血管運動神経が多く分布している。

1.	レニンは，傍糸球体装置から分泌され，アンギオテンシンⅡの生成を介して間接的に血管を収縮させる。	1. ×
2.	ヒスタミンは炎症部位から放出され，血管を拡張させて炎症部位に発赤を生じさせる。また，血管透過性を亢進させるため，血漿成分が漏出し，腫脹(局所性浮腫)が生じる。	2. ○
3.	アドレナリンは，副腎髄質などから血中に放出され，血管を収縮させる。	3. ×
4.	エンドセリンは，血管が伸展されたり低酸素になると血管内皮細胞から放出され，血管を収縮させる。	4. ×
5.	トロンボキサン A_2 は，血小板から放出されて出血部位の血管を収縮し，止血を促進する。	5. ×
		正解 2

Key word ▶ アドレナリン，エンドセリン，トロンボキサン A_2，レニン，血小板，傍糸球体装置

1.	一酸化窒素(NO)は，血管内皮細胞から放出され，拡散により血管平滑筋に達し，血管を弛緩させる。	1. ×
2.	ヒスタミンは，血管を拡張して局所の血流を増加し，毛細血管の透過性を亢進する。	2. ○
3.	セロトニンは，血小板や腸管または中枢神経系に存在するが，血小板から放出されると出血部位の血管を収縮させ，止血を促進する。	3. ×
4.	エンドセリンは，血管内皮細胞から放出され，血管を収縮させる。	4. ×
		正解 2

Key word ▶ 一酸化窒素(NO)，セロトニン，エンドセリン，ヒスタミン

1.	細動脈は二酸化炭素や乳酸など，酸性の代謝産物によって弛緩する。	1. ○
2.	水溶性物質は濾過によって血管外に出て，拡散によって移動する。	2. ×
3.	呼吸ガスなどの脂溶性物質は，内皮細胞を貫通して拡散により通り抜ける。	3. ×
4.	細動脈には血管運動神経の分布は少ない。	4. ×
		正解 1

Key word ▶ 細動脈，拡散，濾過

6-52 膠質浸透圧と浮腫

正しいのはどれか。

1. 浮腫は毛細血管圧の低下により生じる。
2. 腎性浮腫ではナトリウムと水の貯留がおこる。
3. リンパ管への間質液の流出が増加すると浮腫が生じる。
4. 血漿中のアルブミンが減少すると膠質浸透圧は増加する。

6-53 膠質浸透圧と浮腫

臨床での応用

膠質浸透圧の低下による浮腫はどれか。2つ選べ。

1. 飢餓による浮腫
2. 心不全による浮腫
3. 肝硬変による腹水貯留
4. 糸球体濾過量低下による浮腫
5. 乳がん手術後におこる患側上肢の浮腫

6-54 チアノーゼ

臨床での応用

チアノーゼについて正しいのはどれか。

1. 貧血があると出現しやすくなる。
2. 口唇・口腔粘膜・耳朶・爪床などが赤色に見える。
3. デオキシヘモグロビンが 5 g/dL 以上になると出現する。
4. 末梢性チアノーゼは動脈血の酸素濃度の低下でおこる。

1. 毛細血管圧が上昇すると，血管から組織へと水が移動するため，浮腫が生じる。	1. ×
2. 腎性浮腫では尿量が減少し，ナトリウムイオン（Na⁺）と水の貯留がおこる。Na⁺の貯留は，結果として水の貯留をきたし，浮腫が生じる。	2. ○
3. リンパ管が閉塞して，リンパ管への間質液（組織液）の流出が減少すると，リンパ圧が高まり，リンパ管から組織へと水が動くため，リンパ性浮腫がおこる。	3. ×
4. 血漿タンパク質は毛細血管壁を透過しないため膠質浸透圧が生じる。血漿タンパク質のうちアルブミンが量的に多いため，アルブミンが減少すると膠質浸透圧は低下する。その結果，水は血液から組織へと移動し，浮腫がおこる。	4. ×
浮腫は組織間隙に正常以上に水が貯留した状態であり，毛細血管圧上昇または膠質浸透圧低下による血管からの濾出の増加，もしくはリンパ管への流出減少によって生じる。 毛細血管の動脈側は，毛細血管圧が高いため，水は血管内から外へ濾過される。静脈側では，毛細血管圧が低く，水は血管内に再吸収される。 **Key word**▶浮腫，膠質浸透圧，アルブミン	正解 2

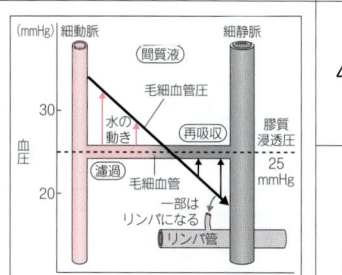

1. 栄養状態が悪化すると，血漿タンパク質濃度が低下する。これにより膠質浸透圧が低下するため浮腫となる。飢餓による浮腫は，腹水としてあらわれる。	1. ○
2. 心拍出量の減少により，血液が静脈系にうっ滞し，毛細血管圧が上昇して生じる。	2. ×
3. 肝機能障害のために血漿タンパク質が合成できず，膠質浸透圧低下により腹水が貯留する。	3. ○
4. 糸球体濾過量が低下した場合，尿量が減少するため，体内に水とナトリウムイオン（Na⁺）が貯留して浮腫がおこる。	4. ×
5. 乳がんの手術などに際し，腋窩リンパ節を郭清（外科的に除去）すると，リンパ管閉塞のために患側の上肢に激しい浮腫を生じることがある。	5. ×
Key word▶浮腫，毛細血管圧，膠質浸透圧，リンパ管閉塞	正解 1，3

1. チアノーゼは，酸素と結合していないヘモグロビン（デオキシヘモグロビン）の絶対量により生じるため，貧血では出現しにくくなる。	1. ×
2. チアノーゼでは，口唇・口腔粘膜・耳朶・爪床などが暗青色に見える。赤色に見えるのは，一酸化炭素中毒である。	2. ×
3. チアノーゼは，血中酸素分圧が低下し，デオキシヘモグロビンの量が 5 g/dL 以上になると生じる。	3. ○
4. 末梢性チアノーゼは，末梢血管の血流悪化が原因であり，動脈血の酸素濃度は正常である。中枢性チアノーゼは，先天性疾患などで動脈血の酸素濃度が低下することによりおこる。	4. ×
Key word▶チアノーゼ，デオキシヘモグロビン，末梢性チアノーゼ，中枢性チアノーゼ	正解 3

6-55 起立による血圧変化

起立による循環動態の変化について正しいのはどれか。

1. 脳血管抵抗は起立時に増加する。
2. 起立時に細動脈などの血管は弛緩する。
3. 立位では人体の血液の50％は心臓より上にある。
4. 起立による血液移動はそのほとんどが毛細血管と静脈に生じる。

6-56 心不全

臨床での応用

正しいのはどれか。

1. 左心不全では肝腫大が生じる。
2. 左心不全では頸静脈怒張が生じる。
3. 右心不全では肺うっ血が生じる。
4. 右心不全では下肢などに浮腫が生じる。

6-57 リンパ

リンパについて正しいのはどれか。

1. 胸管は右の静脈角に流入する。
2. リンパ流量の増大は浮腫の一因である。
3. 四肢の筋運動を行うとリンパ流量は減少する。
4. 腸リンパは脂肪を含むため白濁した乳びとなる。

6-58 リンパ

正しいのはどれか。

1. リンパの流量は3～4 L/日である。
2. リンパの循環により間質液は増加する。
3. リンパの循環は尿素の除去経路として重要である。
4. 腸管で吸収されたグルコースはリンパ管経由で血液に入る。

1. 脳血管抵抗は，起立時に減少するため，脳血流量は維持される。	1.	×
2. 交感神経は，起立時に緊張し，血管を収縮させて血圧低下を防ぐ。	2.	×
3. 人体の血液の70%が心臓より下にある。	3.	×
4. 毛細血管と静脈には弾性線維はほとんどないためふくらみやすく，血液の貯留に適している。したがって，起立時に重力で引かれた血液のほとんどは毛細血管と静脈へ移動する。	4.	○
	正解 4	
Key word ▶ 起立性低血圧，血液の移動，脳血管抵抗		

心不全とは，心拍出量が病的に低下した状態をいう。		
1. 肝臓の腫大や，うっ血などが生じるのは，右心不全である。右心室の拍出量減少により，拍出されない血液が静脈系に貯留することで生じる。	1.	×
2. 頸静脈怒張が生じるのは，右心不全である。	2.	×
3. 肺にうっ血が生じるのは，左心不全である。左心室の拍出量減少により，拍出されない血液が肺静脈から肺に貯留することで生じる。	3.	×
4. 下肢の浮腫などが生じるのは右心不全である。	4.	○
	正解 4	
Key word ▶ 心不全，呼吸困難，肺うっ血，浮腫		

1. 胸管は左の静脈角に流入する。そのため，下半身のリンパ流の大部分は胸管を通じて左の静脈角に流入する。	1.	×
2. リンパ流量の低下は浮腫の一因になり得る。	2.	×
3. 四肢の筋運動により，リンパ流量は増大する。	3.	×
4. 腸から吸収された脂肪滴は腸リンパ管に入るため，腸リンパは白濁したリンパ(乳び)を含む。	4.	○
	正解 4	
Key word ▶ リンパ節，胸管，浮腫		

1. 成人のリンパ流量は，1日あたり3〜4 L で，静脈血流量に比べて非常に少ない。	1.	○
2. リンパの循環は，濾出した血漿を血液循環に戻すはたらきがあるため，間質液(組織液)は減少する。	2.	×
3. 間質液のタンパク質は毛細血管には入れないため，リンパの循環は間質液からのタンパク質の除去経路として重要である。	3.	×
4. 腸管から吸収された脂肪はリンパ管に入る。腸管で吸収されたグルコースは毛細血管に入り，門脈を経て肝臓にいたる。	4.	×
	正解 1	
Key word ▶ リンパの循環，リンパの流量		

6 循環とその調節

7 血液の構成と機能

7-1 血液の組成

基本知識 ▶ 血液の組成について正しいのはどれか。

1. 血液の液体成分は血漿とよばれる。
2. 血液の細胞成分は赤血球と白血球からなる。
3. 血球のなかで最も数が多いのは白血球である。
4. 血漿からアルブミンを除いたものを血清とよぶ。

7-2 赤血球

基本知識 ▶ 赤血球について正しいのはどれか。2つ選べ。

1. 異物を除去する。
2. 酸素運搬の主役である。
3. 成人では肝臓でつくられる。
4. ヘモグロビンを多量に含む。
5. 血中の数は男性より女性のほうが多い。

7-3 赤血球の構造

基本知識 ▶ 赤血球について正しいのはどれか。

1. 球状である。
2. 変形性が乏しい。
3. 骨髄の中で核を失う。
4. 直径は 12〜15μm である。

1. 血液の液体成分は血漿とよばれ，細胞成分は血球とよばれる。	1.	○
2. 血液の細胞成分（血球）には赤血球，白血球のほかに血小板が存在する。	2.	×
3. 血球のなかで最も数が多いのは赤血球であり，白血球は最も少ない。	3.	×
4. 血漿からフィブリノゲンなどの凝固因子を除いたものを血清という。	4.	×

正解 1

Key word ▶ 血球，血漿，血清

1. 異物の除去は，白血球のはたらきである。	1.	×
2. 血中の酸素の大半は，赤血球に含まれるヘモグロビンと結合したかたちで運搬される。	2.	○
3. 赤血球の産生（造血）は，胎児では肝臓でも行われるが，生後は骨髄が造血の場になる。	3.	×
4. 赤血球にはヘモグロビンが多量に含まれており，酸素の運搬に重要な役割を果たす。	4.	○
5. 赤血球数は，女性と比べて男性のほうが多い。	5.	×

正解 2, 4

Key word ▶ 赤血球，ヘモグロビン

1. 赤血球は，中心部がくぼんだ円盤状の細胞である。	1.	×
2. 赤血球は変形性に富んでおり，その直径より細い毛細血管を通過するときは，砲弾型〜棒状に変形して通り抜けることができる。	2.	×
3. 赤血球は骨髄における成熟過程で核を失い，末梢血に出てくる。	3.	○
4. 正常な赤血球の直径は，7〜8 μm である。	4.	×

正解 3

Key word ▶ 赤血球，変形能

7-4 ヘモグロビン

ヘモグロビンについて正しいのはどれか。

1. ヘモグロビンには銅が含まれる。
2. デオキシヘモグロビンは鮮紅色である。
3. ヘモグロビンは一酸化炭素より酸素と結合しやすい。
4. 1分子のヘモグロビンには4分子の酸素が結合できる。

7-5 酸素解離曲線

酸素解離曲線について正しいのはどれか。

1. 肺の酸素分圧は細動脈の酸素分圧より低い。
2. 血液のpHが酸性に傾くと曲線は左に移動する。
3. 血液の二酸化炭素分圧が高くなると曲線は左に移動する。
4. 酸素分圧が低下するとヘモグロビンの酸素飽和度は低下する。

7-6 一酸化炭素中毒

一酸化炭素が中毒を引きおこす理由として正しいのはどれか。

1. 赤血球を破壊するため。
2. 血液循環をとめる作用をもつため。
3. 肺胞におけるガス交換を阻害するため。
4. 酸素よりヘモグロビンに結合しやすいため。

7-7 赤血球の分化・成熟

基本知識

赤血球の分化・成熟に重要な役割を果たすホルモンはどれか。

1. レニン
2. アドレナリン
3. アルドステロン
4. エリスロポエチン

1.	ヘモグロビンには鉄が含まれる。	1.	×
2.	デオキシヘモグロビンは暗褐色である。	2.	×
3.	一酸化炭素(CO)に対するヘモグロビンの親和性は，酸素より230倍ほど高い。	3.	×
4.	ヘモグロビンは4つのヘムを含んでおり，それぞれのヘムに1分子の酸素が結合する。	4.	○

正解 4

Key word ▶ ヘモグロビン，デオキシヘモグロビン，酸素運搬，鉄

1.	肺の酸素分圧は細動脈の酸素分圧より高い。	1.	×
2.	血液のpHの低下は，ヘモグロビンの酸素結合能を低下させるため，曲線は右に移動する。	2.	×
3.	二酸化炭素分圧の上昇は，ヘモグロビンの酸素結合能を低下させるため，曲線は右に移動する。	3.	×
4.	肺よりも末梢のほうが酸素分圧は低いため，ヘモグロビンは酸素を末梢組織に受け渡す。したがってヘモグロビンの酸素飽和度は低下する。	4.	○

正解 4

Key word ▶ 酸素解離曲線，ヘモグロビン，二酸化炭素分圧，血液pH

1.	一酸化炭素(CO)には，赤血球破壊作用はない。	1.	×
2.	一酸化炭素には，血液循環を抑制する作用はない。	2.	×
3.	ガス交換は，分圧差に応じた拡散により生じ，一酸化炭素には拡散を抑制する作用はない。	3.	×
4.	一酸化炭素は，ヘモグロビンに対する親和性が酸素より230倍も高く，しかも一度結合するとなかなか離れない。	4.	○

正解 4

Key word ▶ 一酸化炭素，ヘモグロビン親和性

1.	レニンは腎臓から分泌され，アンギオテンシノゲンをアンギオテンシンIに変換する。	1.	×
2.	アドレナリンは副腎髄質から分泌されるホルモンであり，心機能の亢進などの作用をもつ。	2.	×
3.	アルドステロンは副腎皮質から分泌されるホルモンであり，集合管に作用してナトリウムの再吸収を促進する。	3.	×
4.	エリスロポエチンは腎臓から分泌され，赤血球の分化・成熟を促進する。	4.	○

正解 4

Key word ▶ 赤血球の分化・成熟，エリスロポエチン

7 血液の構成と機能

103

7-8 赤血球の産生

赤血球の産生に関与するビタミンはどれか。

1. ビタミン A
2. ビタミン B_{12}
3. ビタミン C
4. ビタミン D
5. ビタミン K

7-9 赤血球の破壊

赤血球の破壊について正しいのはどれか。

1. 赤血球の破壊は骨髄で行われる。
2. 赤血球の寿命は平均 14 日である。
3. 赤血球が破壊されることを出血とよぶ。
4. 破壊された赤血球はマクロファージにより貪食される。

7-10 骨髄造血能

成人の骨髄において造血能が最も高いのはどれか。

1. 椎　骨
2. 肋　骨
3. 大腿骨
4. 脛　骨

7-11 貧血

臨床での応用

貧血について正しいのはどれか。

1. 最も多いのは鉄欠乏性貧血である。
2. 骨髄が障害されると悪性貧血となる。
3. 葉酸が不足すると小球性低色素性貧血となる。
4. ビタミン B_{12} が不足すると溶血性貧血となる。

1.	ビタミンAは，ロドプシンの構成物質である。ロドプシンは視細胞の一種である杆体に含まれる感光色素である。	1. ×
2.	ビタミンB_{12}は，DNAの合成を促進し，赤血球の成熟に重要な役割を果たす。	2. ○
3.	ビタミンCは，コラーゲンの合成に深く関与する。	3. ×
4.	ビタミンDは，血中カルシウム濃度を高める作用を持つ。	4. ×
5.	ビタミンKは，血液凝固因子の産生にかかわるが，赤血球の産生に直接関与はしない。	5. ×
		正解 2

Key word ▶ 赤血球，ビタミンB_{12}

1.	赤血球は，寿命になると脾臓と肝臓で破壊される。	1. ×
2.	末梢血中に出た赤血球の寿命は，約120日である。	2. ×
3.	赤血球の破壊は溶血とよばれ，出血は血液が血管外に漏出する現象をいう。	3. ×
4.	破壊された赤血球は，マクロファージに貪食されて処理される。	4. ○
		正解 4

Key word ▶ 赤血球，溶血，脾臓，マクロファージ

1.	椎骨や，胸骨などの扁平骨では，生涯にわたって造血機能が維持される。	1. ○
2.	肋骨は老年期になっても造血機能を失うことはないが，胸骨と比べると造血機能は低い。	2. ×
3.	大腿骨などの長管骨（長骨）では，青年期を過ぎると造血機能が消失する。	3. ×
4.	脛骨などの長管骨（長骨）では，青年期を過ぎると造血機能が消失する。	4. ×
		正解 1

Key word ▶ 造血機能，骨髄，骨髄穿刺

1.	貧血の原因として最も多いのは鉄欠乏性貧血であり，鉄の摂取不足・吸収障害や，慢性の消化管出血，月経過多などが原因となる。	1. ○
2.	骨髄の造血幹細胞の障害により，再生不良性貧血となる。	2. ×
3.	葉酸の不足は赤血球の成熟を阻害し，大球性貧血となる。	3. ×
4.	ビタミンB_{12}の不足は赤血球の成熟障害をきたし，悪性貧血となる。	4. ×
		正解 1

Key word ▶ 鉄欠乏性貧血，大球性貧血，悪性貧血，再生不良性貧血

7-12 ビリルビン代謝

ビリルビン代謝について正しいのはどれか。

1. 肝細胞内でグルクロン酸が離れて遊離ビリルビンとなる。
2. ウロビリノゲンの一部は腸管から吸収されて肝臓に戻る。
3. 血液中のビリルビン濃度が異常に低下すると黄疸を呈する。
4. ヘムはマクロファージ内で鉄を失い抱合型ビリルビンになる。

7-13 白血球の分類

白血球について正しいのはどれか。

1. 好中球は貪食作用をもつ。
2. 顆粒球にはB細胞とT細胞がある。
3. 顆粒球で最も多いのは好塩基球である。
4. 白血球は顆粒球，リンパ球，単球，およびマクロファージに分けられる。

7-14 白血球の機能

白血球の機能について正しいのはどれか。

1. 好中球は抗体を産生する。
2. B細胞は細胞性免疫を担当する。
3. 好酸球はアレルギー性疾患の際に増加する。
4. T細胞は血管外に出てマクロファージとなる。

7-15 血小板

血小板について正しいのはどれか。

1. 単核細胞である。
2. 赤芽球が分解してできる。
3. 血小板数が減少すると紫斑病になる。
4. 血管損傷部位に粘着して赤色血栓をつくる。

1.	肝細胞内でグルクロン酸抱合を受けると抱合型ビリルビンとなり，胆汁として腸管内に排泄される。	1. ×
2.	抱合型ビリルビンは，腸管内でウロビリノゲンを経てステルコビリンとなり，便中に排泄される。一部は腸管から再び吸収されて肝臓に戻り，これを腸肝循環という。	2. ○
3.	血液中のビリルビン濃度が異常に高くなると，皮膚や眼球結膜に黄疸があらわれる。	3. ×
4.	ヘムは，脾臓や肝臓のマクロファージ(クッパー細胞)内で鉄などを失うと遊離ビリルビンとなり，血液に入ってアルブミンと結合し，肝臓に送られ抱合型ビリルビンになる。	4. ×

◎ビリルビンの腸管循環と排泄

正解 2

Key word ▶ ビリルビン，ウロビリノゲン，腸肝循環，黄疸

1.	好中球は感染からの防御において重要な役割を果たしており，生体に侵入した病原微生物を貪食する作用をもつ。	1. ○
2.	顆粒球は酸性，中性，アルカリ性のどの色素でよく染まるか(染色性)により，好酸球，好中球，好塩基球に分けられる。B細胞とT細胞に分化するのは，リンパ系幹細胞である。	2. ×
3.	末梢血液中に最も多く含まれる顆粒球は好中球であり，好酸球，好塩基球と続く。	3. ×
4.	白血球は大きく顆粒球，リンパ球，単球に分けられる。マクロファージは，炎症時に単球が血管外に遊走したものである。	4. ×

正解 1

Key word ▶ 白血球，顆粒球，単球，リンパ球

1.	好中球は単球とともに貪食作用を有し，異物や微生物が進入すると，これを貪食して排除する。	1. ×
2.	B細胞は分化して形質細胞となり，抗体を産生し，液性免疫を担当する。	2. ×
3.	好酸球は，アレルギー性疾患や寄生虫症などの際に増加する。	3. ○
4.	血管外に遊走してマクロファージとなるのは単球である。	4. ×

正解 3

Key word ▶ 白血球，抗体，食作用

1.	血小板は核をもたない。	1. ×
2.	血小板は，骨髄で巨核球が分解してできた細胞のかけらである。	2. ×
3.	血小板数が減少すると，わずかな打撲でも青あざができるようになり，これを紫斑病という。	3. ○
4.	血管が損傷すると，血小板が凝集・粘着して血小板血栓(白色血栓)をつくる。赤色血栓は，赤血球の血液凝固により生じる。	4. ×

正解 3

Key word ▶ 血小板，巨核球，紫斑病，血小板血栓

7-16 血漿タンパク質

血漿タンパク質について正しいのはどれか。

1. グロブリンは線維素形成に重要である。
2. フィブリノゲンは抗体産生に用いられる。
3. アルブミンは膠質浸透圧の発生に重要である。
4. 血漿に占める血漿タンパク質の重量比は1％以下である。

7-17 血液凝固

血液凝固を阻害する物質はどれか。

1. ヘパリン
2. カルシウム
3. フィブリノゲン
4. プロトロンビン

7-18 出血傾向

臨床での応用

出血傾向について正しいのはどれか。

1. 血友病は女性に多い病気である。
2. 血小板数が減少すると出血時間が短縮する。
3. 血管収縮機能が低下すると凝固時間が延長する。
4. 血友病は先天的に凝固因子が欠損する病気である。

7-19 血液型

血液型について正しいのはどれか。

1. A型の人の血漿中には抗A抗体がある。
2. Rh不適合妊娠であっても第1子の分娩は問題ない。
3. O型の人の赤血球にはA抗原とB抗原が両方ある。
4. Rh(−)の父とRh(＋)の母の間に生まれた子はRh(−)となる。

1.	線維素形成は，血液凝固の最終段階であり，フィブリノゲンがフィブリンにかわって析出する。	1. ×
2.	抗体は免疫グロブリンともよばれ，γグロブリン分画に属する。	2. ×
3.	血漿タンパク質は毛細血管を透過しないため，膠質浸透圧を発生する。アルブミンは血漿タンパク質のなかでは最も分子量が小さいが量は多い。そのため膠質浸透圧の発生にはアルブミンが最も重要である。	3. ○
4.	血漿タンパク質濃度は 7g/dL 程度であり，重量比にすると約 7%を占める。	4. ×
		正解 3

Key word ▶ 血漿タンパク質，膠質浸透圧，免疫グロブリン，アルブミン

1.	ヘパリンはアンチトロンビンと結合し，強力な抗凝固作用を発揮する。	1. ○
2.	カルシウムと活性化第Ⅴ因子などの存在下で，活性化第Ⅹ因子がプロトロンビンに作用してトロンビンになる。	2. ×
3.	フィブリノゲンは血液凝固因子であり，トロンビンの作用でフィブリンになる。	3. ×
4.	プロトロンビンは血液凝固因子であり，活性化されてトロンビンになると，フィブリノゲンに作用してフィブリン(線維素)にかえる。	4. ×
		正解 1

Key word ▶ アンチトロンビン，ヘパリン，プロトロンビン

1.	血友病はⅩ染色体上でⅩ連鎖性(伴性)劣性遺伝するため，患者はほぼ男性のみであり，女性は保因者となる。	1. ×
2.	血小板は止血の初期段階に重要なはたらきをしており，数が減少すると出血時間が延長する。	2. ×
3.	凝固時間は，試験管内で血液が凝固するまでの時間を測定する検査であり，血管機能は関与しない。	3. ×
4.	血友病は第Ⅷ因子(血友病 A)あるいは第Ⅸ因子(血友病 B)が欠損する先天性疾患である。	4. ○
女性でもホモの場合には発症するので，患者は男性のみとは言えない。		
		正解 4

Key word ▶ 凝固時間，出血時間，血友病

1.	A 型の人は赤血球表面に A 抗原をもつが，血漿に抗 A 抗体はない。同様に，B 型は B 抗原はあるが，抗 B 抗体はない。	1. ×
2.	父が Rh(＋)で母が Rh(−)の不適合妊娠の場合，第 2 子の胎児に溶血が生じて問題となるが，第 1 子の分娩は問題ない。	2. ○
3.	O 型の人は，血漿には抗 A 抗体と抗 B 抗体があるが，赤血球には A 抗原も B 抗原もない。AB 型は逆に，赤血球には A 抗原も B 抗原もあるが，血漿には抗 A 抗体も抗 B 抗体もない。	3. ×
4.	Rh 式血液型の主要抗原である D 抗原は，片方の親が Rh(＋)の場合，親の遺伝子型によって子は Rh(＋)と Rh(−)のどちらもありうる。	4. ×
		正解 2

Key word ▶ ABO 式血液型，Rh 式血液型，Rh 不適合妊娠

7-20 ABO式血液型

血液型がAB型の父親とB型の母親の間に生まれる子の血液型として**可能性がない**のはどれか。

1. A
2. B
3. O
4. AB

父親の遺伝子型はAB，母親の遺伝子型はBBまたはBOである。母親の遺伝子型がBBの場合，生まれる子の遺伝子型はABまたはBBであるから，血液型はAB型またはB型である。母親の遺伝子型がBOの場合，子の遺伝子型はAB，AO，BB，BOのいずれかである。したがって，子の血液型はAB型，A型，B型のいずれかであり，O型が生まれることはない。

		卵子	
		B	O
精子	A	AB	AO
	B	BB	BO

□は子の遺伝子型

1. ×
2. ×
3. ○
4. ×

正解 3

Key word ▶ ABO式血液型

8 体液の調節と尿の生成

8-1 腎臓の構造

基本知識

腎臓について正しいのはどれか。

1. 皮質の先端に腎乳頭が局在する。
2. 腎被膜直下の腎実質は髄質である。
3. 腹膜腔内にある左右1対の臓器である。
4. 腎動脈，腎静脈および尿管は腎門から出入りする。

8-2 腎臓の構造

腎臓について正しいのはどれか。2つ選べ。

1. 重さは約 500 g である。
2. 尿は腎乳頭の先端から腎門に流出する。
3. 脊柱に向いたややくぼんだ側を腎盂とよぶ。
4. 髄質とその周囲の皮質を合わせて腎葉という。
5. 脊柱の両側第 12 胸椎から第 3 腰椎の高さに位置する。

1. 腎髄質の先端が腎乳頭となり，腎杯がかぶさっている。左右それぞれ十数個の腎乳頭がある。	(図：皮質，腎柱，髄質，腎乳頭，腎杯，腎盂，腎動脈，腎門，腎静脈，尿管)	1. ×
2. 腎実質は被膜の近い側が皮質，円錐状で腎洞に突出するのが髄質である。		2. ×
3. 腎臓は後腹膜器官である。		3. ×
4. 腎動・静脈，尿管，腎神経などは，腎門から出入りする。		4. ○
Key word ▶ 腎臓，腎小体，尿細管		正解 4

1. 片方の重さは約 130 g である。	1. ×
2. 腎臓の皮質と髄質でつくられた尿は，乳頭の先端から腎杯に流れ出し，腎盂に集められたあと，尿管を通して排出される。	2. ×
3. 腎臓はソラマメ形で，脊柱に向いたくぼんだ側は腎門とよばれ，血管や尿管は腎門を通って腎臓に出入りする。	3. ×
4. 髄質とその周囲の皮質を合わせて腎葉といい，腎臓の肉眼的な構成単位である。	4. ○
5. 脊柱の両側の後腹膜で，第 12 胸椎から第 3 腰椎の高さに位置する。脊柱の左右で肋骨になかばかくれる位置である。	5. ○
Key word ▶ 腎葉，腎重量，腎盂	正解 4, 5

8 体液の調節と尿の生成

113

8-3 尿細管の構造

基本知識

糸球体からみて最も下流にあるのはどれか。

1. 集合管
2. 近位尿細管
3. 遠位尿細管
4. ヘンレループ

8-4 糸球体濾過

糸球体での透過性が最も高いのはどれか。

1. 鉄
2. グルコース
3. アルブミン
4. ヘモグロビン

8-5 糸球体濾過

糸球体濾過量が増加するのはどれか。

1. 尿管の狭窄
2. 腎動脈の狭窄
3. 動脈血圧の低下
4. 血漿膠質浸透圧の低下

糸球体では，血漿成分が1日に約160L濾過される。この濾液（原尿）が近位尿細管，ヘンレループ（下行脚，中間尿細管，上行脚），遠位尿細管，集合管と流れる間に，大部分の水と必要な成分が再吸収される。また，不要な成分は尿細管周囲毛細血管から尿細管へと分泌され，最終的な尿（1～1.5L/日）となる。	
1. 複数の尿細管が合流して集合管となり，皮質と髄質を貫いて，乳頭の先端に開口する。	1. ○
2. 糸球体に続く最初の分節である。はじめは皮質内を迂曲し（近位曲尿細管），髄質内に一部進入して，ヘンレループの始まりの部分をつくる（近位直尿細管）。	2. ×
3. ヘンレループ上行脚の上部で始まり（遠位直尿細管），皮質内で再び迂曲する（遠位曲尿細管）。遠位直尿細管の最上部は，もとの糸球体の血管極に接触し，周辺の細胞とともに傍糸球体装置をつくっている。	3. ×
4. 髄質内を下行・Uターン・上行する部分がヘンレループである。下行脚の上部は近位直尿細管，ループの下部は中間尿細管，上行脚の上部は遠位直尿細管でできている。	4. ×
Key word ▶ 尿細管，集合管，ヘンレループ	正解 1

糸球体において濾過を受けるかどうかは，分子量（分子の大きさ）により決定され，分子量65,000前後で分かれる。	
1. 鉄は分子量は小さいが，血漿タンパク質（トランスフェリン）と結合しているため濾過されない。	1. ×
2. グルコースは分子量180で，濾液/血漿濃度比は1.0である。	2. ○
3. アルブミンは分子量66,000で，濾液/血漿濃度比は0.01未満であり，ヘモグロビンと同様にほとんど濾過されない。	3. ×
4. ヘモグロビンは分子量64,500で，濾液/血漿濃度比は0.03であり，ほとんど濾過されない。	4. ×
Key word ▶ 糸球体濾過，糸球体の透過性	正解 2

糸球体濾過量＝濾過係数×濾過圧＝濾過係数×［（糸球体毛細血管圧－ボウマン嚢内圧）－（膠質浸透圧－ボウマン嚢膠質浸透圧）］である。	
1. 尿管狭窄ではボウマン嚢内圧が上昇し，糸球体濾過量は減少する。	1. ×
2. 腎動脈の狭窄も糸球体毛細血管圧を低下させるため，糸球体濾過量は減少する。	2. ×
3. 動脈血圧が低下すると糸球体毛細血管圧も低下するため，糸球体濾過量は減少する。	3. ×
4. 血漿の膠質浸透圧は水を毛細血管内に吸い込む力を発生する。糸球体ではタンパク質はほとんど濾過されないので，ボウマン嚢の膠質浸透圧は0であり，血漿膠質浸透圧が低下すると糸球体濾過量は増加する。	4. ○
Key word ▶ 糸球体濾過量，有効濾過圧，ボウマン嚢	正解 4

8-6 尿生成

尿生成について正しいのはどれか。

1. 血漿タンパク質は糸球体で全量が濾過される。
2. 糸球体では血漿成分が1日に約1,600 L濾過される。
3. 血漿浸透圧が低下するとバソプレシンの分泌が増加する。
4. 動脈血圧が50〜60 mmHg以下になると糸球体濾過が停止する。

8-7 近位尿細管の機能

近位尿細管の機能について正しいのはどれか。

1. 尿の濃縮が盛んである。
2. アンモニアが分泌される。
3. 水はほとんど再吸収されない。
4. グルコースは約80％が再吸収される。

8-8 尿生成

尿生成について正しいのはどれか。

1. 皮質が高く髄質が低い浸透圧勾配がある。
2. 副甲状腺ホルモンはカルシウムの排泄を促す。
3. 通常のグルコースのクリアランスは180 mL/分である。
4. グルコースは血中濃度が180 mg/dLをこえると尿中に排泄されるようになる。

1.	糸球体において濾過を受けるかどうかは，濾過される物質の分子の直径によって大部分が決まる。また分子量が小さくても鉄のように血漿タンパク質を結合している物質も，糸球体では濾過を受けない。アルブミンやγグロブリンなどの血漿タンパク質は分子量が大きいため，ほとんど濾過されない。	1. ×
2.	糸球体で1日に濾過される血漿成分は約160 L である。	2. ×
3.	バソプレシン(抗利尿ホルモン，ADH)は，集合管細胞表面にある水チャネルを開口させて，集合管での水の再吸収を増加させる。血漿浸透圧が上昇すると，バソプレシンの分泌が増加する。逆に血漿浸透圧が低下すると，バソプレシンの分泌は抑制され，集合管での水の再吸収が減少する。	3. ×
4.	糸球体での濾過圧は，糸球体毛細血管圧－ボウマン嚢内圧－膠質浸透圧により決まる。ボウマン嚢内圧は 15 mmHg であり，膠質浸透圧は 25 mmHg である。さらに，動脈血圧は，腎動脈から糸球体にいたるまでに 15 mmHg 以上低下する。したがって，動脈血圧が 15＋25＋15＝55 mmHg 以上ないと濾過できない。	4. ○
	Key word ▶ 糸球体濾過，バソプレシン(抗利尿ホルモン〔ADH〕)，水チャネル	正解 4
1.	近位尿細管では濾液の浸透圧は変化せず，血漿の浸透圧にほぼ等しい 290 mOsm/L のままであり，尿は濃縮されない。	1. ×
2.	パラアミノ馬尿酸やアンモニアなどは，近位尿細管腔へ分泌される。	2. ○
3.	近位尿細管では水，ナトリウムイオン(Na^+)，カリウムイオン(K^+)などの約 80% が再吸収される。	3. ×
4.	グルコース，アミノ酸，ビタミンなどは近位尿細管でほぼ 100% 再吸収される。これらの再吸収には閾値(尿細管最大輸送量，Tm)があり，閾値以上になると再吸収しきれずに尿中に排泄される。	4. ×
		正解 2
	Key word ▶ 近位尿細管，尿細管最大輸送，尿細管再吸収，尿細管分泌	

グルコース，アミノ酸，ビタミンなどの再吸収には尿細管最大輸送量(Tm)という閾値があり，血中濃度が Tm 以上の濃度になると再吸収しきれずに尿中に排泄される。

1.	皮質から髄質にかけての浸透圧勾配は，対向流増幅系により形成され，ヘンレループ上行脚で再吸収されるナトリウムイオン(Na^+)と，集合管で再吸収される尿素が関与している。尿細管内濾液と間質の浸透圧は，皮質側では 300 mOsm/L 程度であるが，髄質内のループ底部では 1,200 mOsm/L にまで達する。	1. ×
2.	副甲状腺ホルモン(パラソルモン)は，遠位尿細管におけるカルシウムイオン(Ca^{2+})の再吸収を促進する。	2. ×
3.	糸球体で濾過されたグルコースは，通常は 100% 再吸収されて尿中には排泄されない。したがって，グルコースのクリアランスは 0 である。	3. ×
4.	グルコースは担体(輸送体)に結合して再吸収されるため，通常は尿中に排泄されないが，血中濃度が 180 mg/100 mL をこえると担体量が不足するため，尿中にグルコースが排泄されはじめる。	4. ○
	Key word ▶ クリアランス，対向流増幅系，副甲状腺ホルモン(パラソルモン)	正解 4

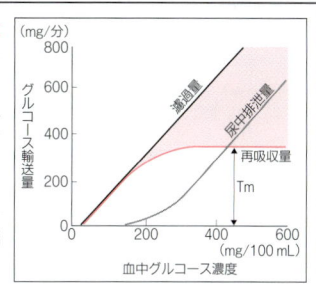

8 体液の調節と尿の生成

8-9 腎臓に作用するホルモン

腎臓に作用するホルモンについて正しいのはどれか。

1. バソプレシンは集合管での水の透過性を抑制する。
2. アルドステロンは集合管でのナトリウムの再吸収を促進する。
3. 心房性ナトリウム利尿ペプチドはナトリウムの再吸収を促進する。
4. 副甲状腺ホルモンは遠位尿細管でのカルシウムの分泌を促進する。

8-10 傍糸球体装置

傍糸球体装置について正しいのはどれか。

1. 緻密斑が存在する。
2. アンギオテンシンⅠを分泌する。
3. 糸球体の尿細管極近傍に位置する。
4. 集合管の流量が増加すると糸球体濾過量が減少する。

8-11 レニン－アンギオテンシン－アルドステロン系

レニン－アンギオテンシン－アルドステロン系について正しいのはどれか。

1. アンギオテンシンⅡは血管を収縮させる。
2. アルドステロンは傍糸球体装置の顆粒細胞から放出される。
3. レニンはアンギオテンシンⅠをアンギオテンシンⅡに変換する。
4. レニンは糸球体付近の輸入細動脈の血圧が上昇すると放出される。

8-12 アルドステロンの作用

腎臓におけるアルドステロンの作用について正しいのはどれか。

1. 近位尿細管に作用する。
2. カリウムの分泌を促進する。
3. ナトリウムの分泌を促進する。
4. ナトリウムチャネルを減少させる。

1.	バソプレシンは，遠位尿細管終末部と集合管での水の透過性を促進して，水の再吸収を促進する。	1. ×
2.	アルドステロンは，遠位尿細管〜集合管でのナトリウムイオン(Na⁺)の再吸収および，カリウムイオン(K⁺)の分泌，H⁺の分泌を促進する。	2. ○
3.	心房性ナトリウム利尿ペプチド(ANP)の腎臓での作用は，糸球体濾過量(GFR)増加，Na⁺再吸収抑制である。	3. ×
4.	副甲状腺ホルモン(パラソルモン)の腎臓での作用は，近位尿細管でのリンの再吸収抑制，遠位尿細管でのカルシウムイオン(Ca²⁺)の再吸収促進である。	4. ×
		正解 2
Key word ▶ 副甲状腺ホルモン，アルドステロン，心房性ナトリウム利尿ペプチド，バソプレシン		

1.	遠位尿細管の緻密斑細胞，糸球体外メサンギウム細胞，輸入細動脈の平滑筋細胞と顆粒細胞，および輸出細動脈の平滑筋細胞より構成される。	1. ○
2.	糸球体血圧が低下すると顆粒細胞からレニンが分泌される。レニンはアンギオテンシノゲンを分解し，アンギオテンシンⅠをつくる。アンギオテンシンⅠはアンギオテンシン変換酵素の作用によりアンギオテンシンⅡにかわる。アンギオテンシンⅡは最も強力な血圧上昇物質の1つで，全身の血管を収縮させて血圧を急速に上昇させる。また副腎皮質に作用し，アルドステロンの分泌を促進する。	2. ×
3.	糸球体の血管極近傍に位置する。	3. ×
4.	遠位尿細管の流量が増加すると糸球体濾過量が減少する。これを尿細管糸球体フィードバックとよぶ。	4. ×
		正解 1
Key word ▶ 傍糸球体装置，レニン，緻密斑		

1.	アンギオテンシンⅡは強力な血圧上昇物質の1つで，全身の血管を収縮させて抵抗を増し，血圧を急速に上昇させる。高血圧の治療には，ACE阻害薬やアンギオテンシンⅡ受容体拮抗薬がよく用いられる。	1. ○
2.	アルドステロンは副腎皮質から分泌される。アンギオテンシンⅡは副腎皮質に作用してアルドステロンの分泌を促進する。	2. ×
3.	レニンはアンギオテンシノゲンを分解し，アンギオテンシンⅠをつくる。アンギオテンシンⅠをアンギオテンシンⅡに変換するのはアンギオテンシン変換酵素(ACE)である。	3. ×
4.	レニンは糸球体付近の輸入細動脈の血圧が低下すると，傍糸球体装置の顆粒細胞から放出される。	4. ×
		正解 1
Key word ▶ レニン，アンギオテンシン，アルドステロン		

アルドステロンは，①ミトコンドリアでのATP産生促進，②Na⁺-K⁺ポンプの活性化，③Na⁺チャネルの増加を引きおこし，ナトリウムイオン(Na⁺)の再吸収とカリウムイオン(K⁺)の分泌を促進する。

1.	遠位尿細管〜集合管に作用する。	1. ×
2.	アルドステロンはNa⁺-K⁺ポンプを活性化するため，Na⁺の再吸収が促進されるのと同時にK⁺の分泌も促進される。	2. ○
3.	Na⁺の再吸収を促進する。	3. ×
4.	Na⁺チャネルを増加させる。	4. ×
		正解 2
Key word ▶ アルドステロン，Na⁺チャネル，Na⁺-K⁺ポンプ		

8 体液の調節と尿の生成

8-13 クリアランス

クリアランスについて正しいのはどれか。2つ選べ。

1. タンパク質のクリアランスは 0 である。
2. イヌリンのクリアランスは腎血漿流量に等しい。
3. クレアチニンのクリアランスは 0 である。
4. パラアミノ馬尿酸のクリアランスは糸球体濾過量に等しい。
5. パラアミノ馬尿酸のクリアランスはイヌリンのクリアランスより大きい。

8-14 腎臓から分泌される生理活性物質

腎臓から分泌される生理活性物質について正しいのはどれか。

1. エリスロポエチンは白血球の産生を増加させる。
2. エリスロポエチンは傍糸球体装置から放出される。
3. レニンの分泌は副交感神経刺激によって促進される。
4. 活性型ビタミン D は腸におけるカルシウムの吸収を促進する。
5. レニンはアンギオテンシン I に作用してアンギオテンシン II に変換させる。

8-15 血漿浸透圧

血漿浸透圧について正しいのはどれか。

1. 285 mOsm/L 前後に保たれている。
2. バソプレシンの分泌障害では低下する。
3. 上昇するとアルドステロン分泌が減少する。
4. 血漿浸透圧を発生する溶質の 95% 以上はカルシウムである。

1.	タンパク質は糸球体では濾過されないため，尿中濃度は 0 である。したがってクリアランスは 0 となる。	1. ○
2.	イヌリンは糸球体で濾過されたのち，尿細管における再吸収も分泌も受けることなく排泄される。したがってイヌリンのクリアランス値は糸球体濾過量(GFR)をあらわす。	2. ×
3.	クレアチニンもイヌリンと同様に糸球体で濾過されたのち，再吸収・分泌を受けることなく(実際にはわずかに尿細管で分泌を受ける)排泄されるため，クレアチニンのクリアランス値は糸球体濾過量をあらわす。	3. ×
4.	パラアミノ馬尿酸(PAH)は，腎を通過する間に濾過と分泌により，ほぼ完全に尿中に排泄される。したがって，PAH のクリアランス値は，腎血漿流量をあらわすことになる。	4. ×
5.	糸球体濾過量は，通常は成人女子で 100 mL/分以上，成人男子で 110 mL/分以上である。パラアミノ馬尿酸のクリアランス値は 550 mL/分である。	5. ○
Step Up 物質のクリアランスは以下の式であらわされる。 $$\text{ある物質 A のクリアランス} = \frac{\text{物質 A の尿中濃度} \times 1\text{ 分間の尿量}}{\text{血漿中の濃度}}$$ たとえば，グルコースは 100% 再吸収されて尿中には排泄されず，尿中の濃度は 0 である。したがってクリアランスも 0 となる。 **Key word** ▶ クリアランス，糸球体濾過量，腎血漿流量	正解 1, 5

1.	エリスロポエチンは，骨髄に作用して造血幹細胞から前赤芽球への分化を促進し，赤血球の産生を増加させる。	1. ×
2.	エリスロポエチンは，腎臓への酸素供給が不足すると，皮質の尿細管周囲の線維芽細胞から放出される。	2. ×
3.	レニンの分泌は，交感神経刺激によって促進される。	3. ×
4.	活性型ビタミン D は腸におけるカルシウムの吸収を促進するとともに，腎臓におけるカルシウムの再吸収を促進する。	4. ○
5.	レニンはタンパク質分解酵素であり，アンギオテンシノゲンを分解し，アンギオテンシン I に変換する。	5. ×
Step Up 腎不全になると，これらの生理活性物質の分泌が減少するので，貧血や高血圧を発症する。 **Key word** ▶ エリスロポエチン，レニン，ビタミン D，アンギオテンシノゲン	正解 4

1.	血漿浸透圧は 285±10 mOsm/L に保たれている。	1. ○
2.	バソプレシン(抗利尿ホルモン，ADH)の分泌障害または作用不全により尿崩症となる。尿崩症は尿の濃縮が障害され，多尿・低張尿となる病態である。したがって，体液は高張となり，高ナトリウム血症をきたす。	2. ×
3.	体液の浸透圧上昇により，バソプレシンの分泌が増加し，遠位尿細管終末部と集合管での水の透過性が促進され，水の再吸収が促進される。	3. ×
4.	血漿浸透圧を発生する溶質の 95% 以上は，ナトリウムイオン(Na^+)とそれに伴う陰イオン(塩化物イオン〔Cl^-〕，重炭酸イオン〔HCO_3^-〕)である。	4. ×
Key word ▶ 血漿浸透圧，バソプレシン，高ナトリウム血症	正解 1

8-16 排尿

尿路について正しいのはどれか。

1. 膀胱は骨格筋性の袋である。
2. 女性の尿道は男性の尿道より長い。
3. 左右の尿管は膀胱の後外側部で合流して膀胱に入る。
4. 左右の尿管口と内尿道口にはさまれた領域を膀胱三角という。

8-17 排尿

排尿について正しいのはどれか。

1. 排尿中枢は延髄にある。
2. 排尿時には排尿筋は弛緩する。
3. 骨格筋性の内尿道括約筋が尿もれを防いでいる。
4. 排尿により膀胱内の尿はほぼすべて排泄される。

8-18 蓄尿反射

蓄尿反射について正しいのはどれか。

1. 膀胱壁は収縮する。
2. 排尿中枢は興奮する。
3. 骨盤内臓神経を介する。
4. 外尿道括約筋は弛緩する。

8-19 排尿

排尿時の変化について正しいのはどれか。

1. 尿管口の閉鎖
2. 排尿筋の弛緩
3. 外尿道括約筋の収縮
4. 内尿道括約筋の収縮

1. 膀胱は平滑筋性の袋で，骨盤内で恥骨結合のすぐ後ろにある。	1.	×
2. 尿道の長さは，男性で約16〜18 cm，女性で約3〜4 cmである。女性の尿道は短いため，膀胱炎などの尿路感染症をおこしやすい。	2.	×
3. 左右の尿管は，膀胱の後外側部で左右別々に膀胱に入る。	3.	×
4. 膀胱三角は粘膜のヒダがなく，膀胱が充満しても伸展しない。尿管が膀胱壁を斜めに貫くために，尿が充満しても膀胱壁内の尿管が圧迫されることになり，尿の逆流がおこりにくい。	4.	○
	正解 4	

Key word ▶ 尿管，尿道，膀胱

1. 排尿中枢は腰・仙髄にある。膀胱の伸展刺激が排尿中枢から大脳皮質に伝えられると尿意を感じる。排尿準備が整っていない場合は大脳皮質が排尿中枢を抑制しているが，排尿準備が整うと抑制を解除する。	1.	×
2. 排尿時，排尿筋は収縮し，内尿道括約筋と外尿道括約筋は弛緩する。	2.	×
3. 膀胱の出口の部分には，平滑筋性の内尿道括約筋があり，通常は尿の排出を阻止している。尿道の周囲にある骨格筋性の外尿道括約筋が尿もれを防いでいる。	3.	×
4. 若年健康者は，1回の排尿により膀胱の内容物を完全に排出することができる。	4.	○
	正解 4	

Key word ▶ 膀胱，外尿道括約筋，内尿道括約筋，残尿

1. 尿がたまってくると膀胱壁が伸展され，その情報は排尿中枢を経て尿意として感じる。膀胱内容量が150〜300 mLをこえると尿意を感じ，600〜800 mLになると膀胱壁の過度の伸展のために痛みを感じるようになる。	1.	×
2. 排尿準備が整っていなければ，大脳皮質からの排尿中枢抑制により交感神経性の下腹神経が興奮し，膀胱壁の排尿筋の弛緩と内尿道括約筋の収縮を引きおこし，さらなる尿の貯留を促す。これを蓄尿反射という。	2.	×
3. 膀胱内に尿がたまってくると膀胱壁が伸展され，その情報は骨盤内臓神経を経由して腰・仙髄の排尿中枢に伝えられる。	3.	○
4. 排尿準備が整っていないときは，体性運動神経である陰部神経も興奮し，外尿道括約筋も収縮する。	4.	×
	正解 3	

Key word ▶ 蓄尿反射，骨盤内臓神経，膀胱壁，外尿道括約筋

排尿の準備が整うと，大脳皮質からの抑制がとれ，排尿反射が引きおこされる。排尿中枢の興奮が骨盤内臓神経を通って膀胱壁に伝えられ，排尿筋を収縮させるとともに内尿道括約筋を弛緩させる。

1. 尿管は，膀胱三角の部分で膀胱を斜めに貫いているため，尿が充満すると圧迫され，尿管口が閉鎖し，尿の逆流が防止される。	1.	○
2. 骨盤内臓神経を介して排尿筋が収縮する。	2.	×
3. 体性運動神経である陰部神経が興奮し，骨格筋性の外尿道括約筋を随意的に弛緩させる。	3.	×
4. 骨盤内臓神経を介して反射的に内尿道括約筋は弛緩する。	4.	×
	正解 1	

Key word ▶ 排尿筋，内尿道括約筋，外尿道括約筋

8 体液の調節と尿の生成

8-20 尿

成人の尿について正常なのはどれか。

1. 尿比重は約 1.2 である。
2. pH は 9.0 前後のアルカリ性である。
3. 95％が水で，5％が固形成分である。
4. 1 日あたりの尿量は約 300 mL である。

8-21 排尿の異常

臨床での応用

排尿の異常について正しいのはどれか。

1. 下部尿路の炎症は排尿痛を伴う。
2. 排尿回数が増加することを多尿という。
3. まったく排尿できない状態を無尿という。
4. 意志に反して尿もれをおこすことを排尿困難という。

8-22 体液

基本知識

体液の電解質について正しいのはどれか。

1. カリウム濃度は細胞内より細胞外のほうが高い。
2. 血漿中の陽イオンで最も濃度が高いのはナトリウムである。
3. 細胞内の陰イオンで最も濃度が高いのは重炭酸イオンである。
4. 血漿中の陰イオンで最も濃度が高いのはリン酸水素イオンである。

8-23 体液

体液について正しいのはどれか。

1. 細胞外液は間質液と血液からなる。
2. 間質液は血漿より多くのタンパク質を含む。
3. 血漿タンパク質のうち最も多いのはアルブミンである。
4. 細胞内液中の陽イオンで最も多いのはナトリウムである。

1.	健常人の尿比重は，1.015〜1.025 である。尿が濃縮されると，固形成分の割合が増えて比重が増す。したがって飲水過剰で低下し，熱性疾患・糖尿病・脱水などにより上昇する。	1. ×
2.	尿の pH は，通常 6.0 前後の弱酸性である。尿を長時間放置すると化学変化をおこし，アルカリ性に変化するため，測定は新鮮尿で行う必要がある。	2. ×
3.	固形成分としては，尿素，尿酸，クレアチニン，ウロクロム（尿の色のもとになっている色素）などがあり，無機成分としてはナトリウムイオン（Na^+），塩化物イオン（Cl^-）が多く含まれるが，カリウムイオン（K^+）やリン酸塩なども含まれる。	3. ○
4.	1 日の尿量は 1〜1.5 L である。まったく尿がつくられなくなった状態を無尿（臨床的には 50〜100 mL 以下），1 日の尿量が 400 mL 以下となった状態を乏尿，2〜3 L 以上に増加した場合を多尿という。	4. ×
		正解 3
	Key word ▶ 尿比重，尿量，尿の pH	

1.	下部尿路の炎症は大便由来の大腸菌によることが多く，外尿道口の位置の関係で女性に多い。性感染症によることも少なくない。	1. ○
2.	排尿回数が増加することを頻尿といい，1 日の尿量が増加（2〜3 L 以上）する多尿とは異なる病態である。	2. ×
3.	排尿するために努力を要する場合を排尿困難といい，まったく排尿できない状態を尿閉という。これらは尿がまったく産生されない無尿とは異なる病態である。	3. ×
4.	意志に反して尿がもれ出てしまうことを尿失禁という。	4. ×
		正解 1
	Key word ▶ 頻尿，尿閉，排尿痛，尿失禁	

1.	カリウムイオン（K^+）濃度は細胞外（4 mEq/L）より細胞内のほうが高い（157 mEq/L）。	1. ×
2.	血漿（細胞外液）中のナトリウムイオン（Na^+）濃度は 142 mEq/L で，最も濃度が高い。	2. ○
3.	細胞内で最も濃度が高い陰イオンは，リン酸水素イオン（HPO_4^{2-}）である。	3. ×
4.	血漿中の陰イオンで最も濃度が高いのは塩化物イオン（Cl^-）である（103 mEq/L）。	4. ×
		正解 2
	Key word ▶ 細胞内液，細胞外液，電解質	

1.	細胞外液は，間質液と血漿などからなる。血液には赤血球などの細胞成分が含まれる。	1. ×
2.	間質液の構成成分は血漿と同じであるが，タンパク質はほとんど含まれない。	2. ×
3.	おもな血漿タンパク質はアルブミン・グロブリン・フィブリノゲンであり，そのうち最も量が多いのはアルブミンである。	3. ○
4.	細胞内液中の主要な陽イオンはカリウムイオン（K^+）である。	4. ×
		正解 3
	Key word ▶ 細胞内液，細胞外液，間質液	

8 体液の調節と尿の生成

8-24 細胞外液

基本知識

細胞外液について正しいのはどれか。

1. 体重の20%を占める。
2. 血漿は体重の10%を占める。
3. 主要な陽イオンはカリウムイオンである。
4. 主要な陰イオンはリン酸水素イオンである。

8-25 水の出納バランス

水の出納バランスについて正しいのはどれか。2つ選べ。

1. 皮膚からの排泄水分量は1日あたり約100 mLである。
2. 糞便中への排泄水分量は1日あたり約300 mLである。
3. 代謝水として1日あたり約1 Lの水が体内でつくられる。
4. 飲料水や食物から1日あたり約2 Lの水の摂取が必要である。
5. 老廃物の排泄のために1日あたり約500 mLの排尿が必要である。

8-26 脱水

臨床での応用

一次脱水の病態として正しいのはどれか。

1. 血圧の上昇
2. 高ナトリウム血症
3. バソプレシン分泌減少
4. ヘマトクリット値低下

8-27 脱水

臨床での応用

脱水について正しいのはどれか。

1. 混合性脱水のとき体液は高張になる。
2. 嘔吐による脱水のほとんどは混合性脱水である。
3. 一次脱水では体液の浸透圧はほとんど変化しない。
4. 一次脱水の治療には各種細胞外液型輸液製剤が用いられる。

1.	水分は体重の 60％であり，そのうち 1/3 が細胞外液，2/3 が細胞内液である．したがって，細胞外液量は体重の 20％である．	1. ○
2.	細胞外液の 1/4 が血漿であり，体重の約 5％にあたる．	2. ×
3.	主要な陽イオンはナトリウムイオン(Na^+)である．	3. ×
4.	主要な陰イオンは塩化物イオン(Cl^-)と重炭酸イオン(HCO_3^-)である．	4. ×
		正解 1
	Key word ▶ 細胞外液，血漿	

1.	皮膚から排泄される水分量は，1 日あたり 600 mL 程度である．この皮膚表面からの水分蒸発と呼気（300 mL/日）からの水分蒸発（合計 900 mL/日）は意識されることがないので，不感蒸散とよばれる．	1. ×
2.	糞便中への水分喪失は，1 日あたり 100 mL 程度である．	2. ×
3.	代謝水は栄養素が体内で代謝されるときに発生する水で，1 日約 300 mL 生じる．	3. ×
4.	排泄水分量は 1 日あたり約 2,500 mL（尿：1,500 mL，不感蒸散：900 mL，糞便：100 mL）である．摂取水分量と排泄水分量は釣り合っていなければならないので，代謝水の 300 mL を除いた 2,200 mL を飲料水や食物から摂取する必要がある．	4. ○
5.	老廃物の排泄や体液のホメオスタシスを維持するために，1 日 500 mL 程度の排尿が必要である．これを不可避的尿量という．	5. ○
		正解 4, 5
	Key word ▶ 水の出納，代謝水，不感蒸散	

	血圧低下・頻脈・ヘマトクリット値上昇・ヘモグロビン濃度増加は，一般的な脱水症状の指標である．	
1.	一次脱水とは，主として水が失われた状態である．したがって，循環血液量が減少している状態であり，血圧は低下する．	1. ×
2.	水が失われるため高ナトリウム血症となり，血漿浸透圧が上昇する．	2. ○
3.	浸透圧上昇により口渇感を生じるとともに，バソプレシンの分泌が増加して腎臓での水の再吸収を促進し，さらなる水分喪失を防ぐ．	3. ×
4.	ヘマトクリット値とは，血液のうち細胞成分が占める容積の割合である．したがって脱水により上昇する．	4. ×
	Key word ▶ 一次脱水，高ナトリウム血症，ヘマトクリット値，ヘモグロビン濃度	正解 2

1.	塩分の喪失を伴う脱水を混合性脱水という．失われるナトリウムの量と，同時に失われる水の量の割合や，すでに施した処置の内容により，体液の浸透圧が高張・等張・低張のいずれの場合もおこりうる．	1. ×
2.	嘔吐による脱水は塩分の喪失も生じるため，混合性脱水である．	2. ○
3.	一次脱水は，主として水が失われた状態である．したがって高ナトリウム血症となり，血漿の浸透圧が上昇する．	3. ×
4.	一次脱水では，喪失した水の補充が必要となる．意識が清明であれば飲水，それが不可能であれば体液と等張である 5％ブドウ糖液を投与する．投与されたグルコース（ブドウ糖）はインスリンによってすぐに水と二酸化炭素に分解されるので，結果的に水を補給したのと同じことになる．	4. ×
	Key word ▶ 一次脱水，混合性脱水	正解 2

8 体液の調節と尿の生成

127

8-28 脱水

臨床での応用 ▶ 混合性脱水について正しいのはどれか。

1. 治療は水の補給である。
2. 嘔吐や下痢が原因となる。
3. バソプレシンの分泌は増加する。
4. アルドステロンの分泌は減少する。

8-29 体液

臨床での応用 ▶ 体液について正しいのはどれか。

1. 一次脱水では低ナトリウム血症となる。
2. 高カリウム血症では致死性の不整脈がおこりやすい。
3. バソプレシンの作用が不十分だと低ナトリウム血症となる。
4. 過剰のアルドステロンが分泌されると高カリウム血症となる。

8-30 高カリウム血症

臨床での応用 ▶ 高カリウム血症について正しいのはどれか。

1. 心電図のT波が平坦化する。
2. 広範な組織崩壊によりおこる。
3. アルドステロンの分泌過剰によりおこる。
4. 血漿カリウム濃度が 10 mEq/L 以上である。

1.	体液浸透圧が等張〜低張の病態に対して水のみを補給すると，体液はさらに低張になるため尿量が増加し，同時に電解質も排泄されてしまうため，かえって状態を悪化させることになる。治療には各種細胞外液型輸液製剤が用いられる。	1. ×
2.	嘔吐や下痢によって電解質が含まれる胃液や腸液を喪失するため，混合性脱水となる。	2. ○
3.	混合性脱水では，体液の浸透圧が高張・等張・低張のいずれの場合もおこりうるが，体液の浸透圧が等張〜低張のときは口渇感はなく，バソプレシンの分泌は少ない。	3. ×
4.	細胞外液量の減少により，アルドステロンの分泌量が増加し，ナトリウムの再吸収量が増加する。	4. ×
		正解 2
	Key word ▶ 混合性脱水，アルドステロン，バソプレシン	

1.	一次脱水では，水の喪失により高ナトリウム血症となる。	1. ×
2.	血漿カリウム濃度が 5 mEq/L 以上の場合を高カリウム血症という。高カリウム血症では，心筋細胞の静止膜電位が脱分極して興奮しやすくなり，致死性の不整脈がおこりやすくなる。	2. ○
3.	バソプレシン（抗利尿ホルモン）の分泌障害や作用不全により多尿をきたす尿崩症では，体液は高張となり，高ナトリウム血症となる。	3. ×
4.	副腎の腫瘍などにより過剰のアルドステロンが分泌される原発性アルドステロン症では，ナトリウムイオン（Na$^+$）の再吸収とカリウムイオン（K$^+$）の分泌が促進されるため，低カリウム血症を伴った高血圧を呈する。	4. ×
		正解 2
	Key word ▶ 低ナトリウム血症，原発性アルドステロン症，高カリウム血症，尿崩症	

1.	心電図上の T 波の増高と先鋭化（テント状 T 波）は高カリウム血症の特徴である。	1. ×
2.	広範な組織崩壊では，破壊された細胞から多量のカリウムイオン（K$^+$）が流出して高カリウム血症をきたす。これを圧挫症候群という。	2. ○
3.	アルドステロンの分泌過剰では，低カリウム血症になる。	3. ×
4.	血漿カリウム濃度の正常値は 3.5〜4.5 mEq/L であり，5 mEq/L 以上を高カリウム血症という。	4. ×
		正解 2
	Key word ▶ 高カリウム血症，腎不全，圧挫症候群	

8-31 酸塩基平衡

臨床での応用

アシドーシスの原因になるのはどれか。

1. 頻回の嘔吐
2. 過換気症候群
3. 低カリウム血症
4. 慢性閉塞性肺疾患

8-32 酸塩基平衡

酸塩基平衡について正しいのはどれか。

1. 血漿のpHは7.0前後である。
2. 代謝性アシドーシスでは呼吸が抑制される。
3. 代謝性アシドーシスでは血中の重炭酸イオン濃度が上昇する。
4. 頻回の嘔吐に伴う胃液の喪失により代謝性アルカローシスになる。

1.	頻回の嘔吐によって胃液を喪失すると，代謝性アルカローシスとなる。	1. ×
2.	過換気症候群や，激しい痛みで呼吸が促進されると，呼吸性アルカローシスとなる。	2. ×
3.	低カリウム血症では，それを補正するために細胞内に多量に含まれるカリウムイオン(K^+)が細胞外へと出て，かわりに水素イオン(H^+)が細胞内に入るため，血漿のpHが上昇して代謝性アルカローシスとなる。	3. ×
4.	慢性閉塞性肺疾患（COPD）のような閉塞性換気障害や呼吸筋の麻痺により呼吸が障害されると，二酸化炭素(CO_2)の呼出が障害され動脈血の二酸化炭素分圧（Pa_{CO_2}）が上昇し，呼吸性アシドーシスとなる。	4. ○

Step Up　血漿 pH が 7.35 未満になった状態をアシドーシス，7.45 より高くなった状態をアルカローシスという。また，その原因が呼吸の異常による場合を呼吸性，それ以外の原因による場合を代謝性という。呼吸性の酸塩基平衡の異常の場合は，腎臓が尿の組成を変化させることによって pH の変化を最小限にするようにはたらく（腎性代償）。代謝性の酸塩基平衡の異常の場合は呼吸性代償が引きおこされる。

正解 4

Key word ▶ アシドーシス，アルカローシス

1.	血漿のpHは，7.40±0.05のきわめて狭い範囲に保たれている。	1. ×
2.	代謝性アシドーシスでは呼吸性代償がおこり，呼吸が促進され，動脈血の二酸化炭素分圧（Pa_{CO_2}）は低下する。	2. ×
3.	代謝性アシドーシスは，血中の重炭酸イオン（HCO_3^-）の喪失や，水素イオン（H^+）の排泄障害，酸の産生が体内で異常に増加したときなどに生じ，血漿のpHが低下した状態である。	3. ×
4.	頻回の嘔吐により，H^+を大量に含む胃液が喪失することで代謝性アルカローシスになる。このほかに，低カリウム血症によっても代謝性アルカローシスとなる。低カリウム血症では，それを補正するために細胞内のカリウムイオン（K^+）が細胞外に出て，かわりにH^+が細胞内に入ることで血漿H^+濃度が減少し，pHが上昇する。	4. ○

Step Up　血漿のpHは，重炭酸イオン濃度（[HCO_3^-]）と動脈血の二酸化炭素分圧（Pa_{CO_2}）によって決定される。

$$H^+ + HCO_3^- \rightleftarrows H_2CO_3 \rightleftarrows H_2O + CO_2 \cdots\cdots 式(1)$$

代謝性アシドーシスに対する呼吸性代償は，過剰なH^+を処理するため呼吸が促進される。
代謝性アルカローシスに対する呼吸性代償として，減少したH^+を補充するために呼吸は抑制され，式(1)の反応を左に進める。

正解 4

Key word ▶ 代謝性アシドーシス，代謝性アルカローシス，呼吸性代償

8-33 酸塩基平衡

酸塩基平衡について正しいのはどれか。

1. 代謝性アルカローシスでは呼吸促進がおこる。
2. 代謝性アルカローシスは下痢が原因となることがある。
3. 呼吸性アシドーシスでは腎での HCO_3^- の再吸収が減少する。
4. 呼吸性アルカローシスでは腎からの HCO_3^- の排泄が増加する。

8-34 酸塩基平衡

臨床での応用

酸塩基平衡について正しい組合せはどれか。

1. 重症の肺炎 ――― 呼吸性アルカローシス
2. 腎不全 ――― 代謝性アルカローシス
3. 呼吸筋の麻痺 ――― 呼吸性アシドーシス
4. 頻回の嘔吐 ――― 代謝性アシドーシス

1.	代謝性アルカローシスでは，減少した水素イオン(H⁺)を補充するために呼吸は抑制される。	1. ×
2.	膵液には多量の重炭酸イオン(HCO₃⁻)が含まれており，下痢による消化管からのHCO₃⁻喪失は血中HCO₃⁻濃度を低下させ，代謝性アシドーシスになる。	2. ×
3.	呼吸性アシドーシスは，肺炎などの呼吸器疾患および，中枢神経系や筋疾患に伴う呼吸筋の麻痺などにより呼吸が障害されるとみられる。二酸化炭素(CO₂)の呼出が障害されるため，動脈血の二酸化炭素分圧(Paco₂)が上昇する。問題8-32のStep Upにある式(1)は左向きに進みH⁺が産生され，pHは酸性となる。呼吸性アシドーシスに対する腎性代償は，HCO₃⁻の再吸収促進である。	3. ×
4.	呼吸性アルカローシスは過剰な換気(過換気症候群やストレスによる呼吸促進など)でみられる。過剰な換気によりCO₂が正常以上に呼出され，問題8-32のStep Upにある式(1)は右に進みH⁺が減少する。呼吸性アルカローシスに対する腎性代償は，腎からのHCO₃⁻排泄の増加である。	4. ○
	Key word ▶ 腎性代償，呼吸性アシドーシス，代謝性アルカローシス，代謝性アシドーシス	正解 4

1.	重症の肺炎によって呼吸が障害されると二酸化炭素(CO₂)の呼出が障害されて動脈血の二酸化炭素分圧(Paco₂)が上昇し，水素イオン(H⁺)が増加するので呼吸性アシドーシスになる。	1. ×
2.	腎不全では，H⁺の排泄障害により代謝性アシドーシスになる。	2. ×
3.	呼吸筋が麻痺した場合も1.の肺炎と同様にCO₂の呼出が障害され，呼吸性アシドーシスとなる。	3. ○
4.	頻回の嘔吐ではH⁺を多量に含む胃液が失われるため，代謝性アルカローシスになる。	4. ×
		正解 3
	Key word ▶ 代謝性アシドーシス，代謝性アルカローシス，呼吸性アシドーシス，呼吸性アルカローシス	

9 自律神経による調節

9-1 自律神経性調節の特徴

自律神経について正しいのはどれか。

1. 情動の影響を受ける。
2. 意識的な制御を受ける。
3. 骨格筋の収縮を調節する。
4. ホルモンに比べて作用の発現が遅い。

9-2 自律神経の構造

自律神経について正しいのはどれか。2つ選べ。

1. 交感神経の節前線維は後根を通る。
2. 交感神経の節前線維は白交通枝を通る。
3. 交感神経節前ニューロンの細胞体は頸髄と胸髄に存在する。
4. 副交感神経の節後線維は交感神経の節後線維に比べて長い。
5. 副交感神経節前ニューロンの細胞体は脳幹と仙髄に存在する。

1.	自律神経による調節は情動の影響を受けやすい．たとえば緊張すると心拍数が増加する．	1. ○
2.	自律神経は，基本的に意志とは無関係に反射性に調節される．たとえば，血圧が上昇すると圧受容器の興奮により反射が生じ，心臓を支配する副交感神経の活動が増加して心拍数が減少する．それとともに，心臓・血管を支配する交感神経の活動も低下し，その結果，血圧が低下してもとの状態に戻る．	2. ×
3.	自律神経は心筋・平滑筋・腺を調節し，生体の恒常性の維持に重要な役割を果たす．骨格筋の収縮の程度を調節するのは，体性運動神経である．	3. ×
4.	ホルモンは，一般に血流を介して効果器に運ばれる．ヒトでは血液が全身を巡るのに約1分かかる．これに対して自律神経では，伝導速度が節前線維で3〜15 m/秒（B線維），節後線維で0.5〜2 m/秒（C線維）ほどもあり，ホルモンよりもかなり速く作用が発現する．	4. ×
		正解 1
	Key word ▶ 自律神経，情動，反射，ホルモン	

1.	交感神経の節前線維は遠心性線維であり，脊髄の前根を通って脊髄から出る．後根を通るのは求心性線維である．	1. ×
2.	交感神経の節前線維は脊髄を出たのち，脊髄神経から白交通枝を経て交感神経節に達し，そこで節後ニューロンにシナプスを形成する．	2. ○
3.	交感神経節前ニューロンの細胞体は，脊髄の第1胸髄から第2腰髄に存在する．	3. ×
4.	交感神経の神経節は，基本的に脊柱の両側に沿って存在するので，節前線維が短く，節後線維が長い．一方，副交感神経の神経節は効果器の近傍あるいは効果器の壁内に存在するので，節前線維が長く，節後線維が短い．	4. ×
5.	副交感神経節前ニューロンの細胞体は脳幹と第2〜4仙髄に存在する．	5. ○
Step Up	交感神経は身体活動が盛んなときにはたらくのに対し，副交感神経は身体がリラックスしているときにはたらく．副交感神経の活動は消化管の運動・分泌を促進し，体内に栄養をたくわえるようにはたらく．心拍数の減少や，瞳孔の縮小，涙液分泌，排尿の促進なども副交感神経のはたらきによる．	正解 2, 5
	Key word ▶ 交感神経，副交感神経，節前ニューロン，節前線維，節後線維	

9-3 自律神経の構造

交感神経線維を含むのはどれか。

1. 動眼神経
2. 舌咽神経
3. 仙骨神経
4. 大内臓神経

9-4 自律神経の二重支配と単独支配

交感神経または副交感神経のどちらか一方だけで調節されるのはどれか。

1. 腸の運動
2. 唾液の分泌
3. 気管支の太さ
4. 副腎髄質ホルモンの分泌

9-5 自律神経による効果器の支配

自律神経支配について正しいのはどれか。

1. 汗腺は交感神経と副交感神経の二重支配を受ける。
2. 膀胱は交感神経と副交感神経の拮抗支配を受ける。
3. 自律神経は必要なときだけインパルスを発生する。
4. 消化管の平滑筋は交感神経のはたらきにより収縮する。

1.	動眼神経は，眼球などの運動をつかさどる運動神経，および瞳孔括約筋や毛様体筋を支配する副交感神経を含む。	1. ×
2.	舌咽神経は，①味覚や動脈圧などの感覚をつかさどる感覚神経，②嚥下運動をつかさどる運動神経，③唾液分泌をつかさどる副交感神経を含む。	2. ×
3.	仙骨神経は，仙骨の椎間孔を通って仙髄に出入りする神経で，下肢を支配する運動神経と感覚神経，および骨盤内臓を支配する副交感神経を含む。交感神経は脊髄の胸髄と腰髄上部を出入りする。	3. ×
4.	大内臓神経は，胸部交感神経幹（T_5～T_9）から出た枝が合流したもので，横隔膜を貫いて下降して腹腔神経節にいたる。腹腔神経節からの節後線維は，腹部内臓に広く分布する。	4. ○
	Key word ▶ 交感神経，副交感神経，脳神経	正解 4

自律神経に支配されている効果器の多くは，交感神経と副交感神経の両方による二重支配を受けているが，大部分の血管や汗腺，副腎髄質などは交感神経の単独支配である。二重支配をしている交感神経と副交感神経は，通常は逆の作用を効果器にもたらす拮抗支配の関係にある。		
1.	腸管の平滑筋は二重支配を受けており，交感神経の作用により弛緩し，副交感神経の作用により収縮する。	1. ×
2.	唾液腺（耳下腺・顎下腺・舌下腺）は二重支配を受けているが，交感神経と副交感神経のどちらも唾液分泌を促進する。副交感神経の作用のほうが強い。	2. ×
3.	気管支の平滑筋は，二重支配を受けており，交感神経の作用により弛緩し，副交感神経の作用により収縮する。	3. ×
4.	副腎髄質は交感神経の単独支配であり，交感神経の作用により副腎髄質ホルモン（アドレナリンとノルアドレナリン）の分泌が促進される。	4. ○
	Key word ▶ 二重支配，気管支収縮，腸管運動，唾液分泌，副腎髄質ホルモン分泌	正解 4

1.	汗腺や大部分の血管は交感神経のみによって支配されており，交感神経の興奮により発汗する。	1. ×
2.	膀胱を支配する副交感神経の活動は排尿を促進し，交感神経の活動は排尿を抑制する。このようにある臓器が交感神経と副交感神経の両方によって支配されるとき，一般に両神経は逆の効果を発揮する。これを拮抗支配という。	2. ○
3.	運動神経や感覚神経は必要なときにだけインパルスを送るのに対し，自律神経は常時ある程度の頻度で臓器にインパルスを送りつづけている。これを持続支配という。	3. ×
4.	消化管や膀胱の平滑筋は交感神経のはたらきにより弛緩し，副交感神経のはたらきにより収縮する。一方，血管の平滑筋は交感神経のはたらきにより収縮する。	4. ×
	Key word ▶ 二重支配，拮抗支配，持続支配	正解 2

9-6 副交感神経の作用

基本知識 ▶ 副交感神経の作用として正しいのはどれか。

1. 心拍数の増加
2. 涙液分泌の促進
3. 皮膚血管の拡張
4. 腸管運動の抑制
5. 内尿道括約筋の収縮

9-7 カテコールアミン受容体

カテコールアミン受容体について正しいのはどれか。

1. 心臓のα受容体がはたらくと心機能が高まる。
2. 血管平滑筋のβ受容体がはたらくと血管が収縮する。
3. 気管支平滑筋のβ受容体がはたらくと気管支が拡張する。
4. 脂肪細胞のβ受容体がはたらくと脂肪の合成が促進される。

9-8 自律神経の神経伝達物質

ノルアドレナリンを放出するのはどれか。

1. 交感神経の節前線維
2. 交感神経の節後線維
3. 副交感神経の節前線維
4. 副交感神経の節後線維

9-9 受容体を介する神経伝達物質の作用

受容体の作用について正しいのはどれか。

1. 気管支はムスカリン性受容体の作用により拡張する。
2. 心拍数はムスカリン性受容体の作用により増加する。
3. 交感神経節後ニューロンはニコチン性受容体の作用により抑制される。
4. 肝臓のグリコーゲン分解はカテコールアミン受容体の作用により亢進する。

1.	心臓支配の副交感神経(迷走神経)の興奮は,ペースメーカおよび刺激伝導系に作用し,心拍数を減少させる。逆に,交感神経の活動は心拍数を増加させる。	1. ×
2.	涙腺支配の副交感神経(顔面神経)の興奮は,涙液分泌を促進する。	2. ○
3.	大部分の血管は交感神経による単独支配を受ける。副交感神経は皮膚や骨格筋には分布しない。	3. ×
4.	腸管の副交感神経支配は,小腸および上部大腸は迷走神経により,下部大腸は骨盤内臓神経による。副交感神経の興奮は,腸管の平滑筋の収縮を促進する。	4. ×
5.	膀胱を支配する副交感神経(骨盤内臓神経)の興奮は,排尿筋の収縮と内尿道括約筋の弛緩を引きおこし,排尿を促進する。逆に交感神経(下腹神経)の興奮は,排尿筋の弛緩と内尿道括約筋の収縮を引きおこし,排尿を抑制する。	5. ×
	Key word ▶ 副交感神経,心拍数,涙液分泌,瞳孔,腸管運動,排尿	正解 2

1.	心臓に存在するカテコールアミン受容体はβ受容体(β_1受容体)で,この受容体がはたらくと心機能が高まる。	◎カテコールアミン受容体	1. ×
2.	血管平滑筋には基本的にα受容体(α_1受容体)が存在し,血管収縮作用をもつ。一部の血管平滑筋にはα受容体に加えてβ受容体(β_2受容体)も存在し,血管拡張作用をもつ。		2. ×
3.	気管支平滑筋のβ受容体(β_2受容体)がはたらくと,気管支平滑筋が弛緩して気管支が拡張する。		3. ○
4.	脂肪細胞のβ受容体(β_3受容体)がはたらくと,脂肪の分解が促進される。		4. ×
	Key word ▶ カテコールアミン受容体,α受容体,β受容体		正解 3

受容体	存在部位	作用
αアドレナリン受容体	α_1:血管平滑筋	収縮
	α_2:交感神経節後線維*	伝達物質分泌抑制
βアドレナリン受容体	β_1:心臓	心機能亢進
	β_2:血管平滑筋,気管支平滑筋,肝臓	平滑筋弛緩,肝グリコーゲン分解
	β_3:脂肪細胞	脂肪分解促進

*:α_2受容体は,シナプス前膜にあり,自己受容体となっている。

1.	交感神経節前線維の終末からはアセチルコリンが放出され(コリン作動性線維),節後ニューロンのニコチン性受容体に作用する。	1. ×
2.	交感神経の節後線維の終末からは一般に,ノルアドレナリンが放出され(アドレナリン作動性線維),効果器のカテコールアミン受容体に作用する。例外的に汗腺支配の交感神経節後線維はアセチルコリンを放出し(コリン作動性線維),汗腺のムスカリン性受容体に作用して発汗をおこす。	2. ○
3.	交感神経と同じように,副交感神経も節前線維の終末からはアセチルコリンが放出され(コリン作動性線維),節後ニューロンのニコチン性受容体に作用する。	3. ×
4.	副交感神経節前線維の終末からは,アセチルコリンが放出され(コリン作動性線維),効果器のムスカリン性受容体に作用する。	4. ×
	Key word ▶ 交感神経,副交感神経,節前線維,節後線維,ノルアドレナリン	正解 2

1.	副交感神経節後線維の末端から放出されたアセチルコリンは,気管支平滑筋のムスカリン性受容体に作用して収縮させる。	1. ×
2.	副交感神経節後線維の末端から放出されたアセチルコリンは,心臓のムスカリン性受容体に作用して心拍数を低下させる。	2. ×
3.	交感神経節前ニューロンの末端から放出されたアセチルコリンは,節後ニューロンのニコチン性受容体に作用して興奮させる。	3. ×
4.	交感神経節後線維の末端から放出されたノルアドレナリンは,肝臓のカテコールアミン受容体に作用してグリコーゲン分解を促進する。	4. ○
	Key word ▶ カテコールアミン受容体,ムスカリン性受容体,ニコチン性受容体	正解 4

9-10 自律神経を遠心路とする反射

自律神経を遠心路とする反射はどれか。

1. 血圧上昇時の心拍数減少
2. 乳首吸引によりおこる乳汁放出
3. 膝蓋腱叩打による大腿四頭筋収縮
4. ストレス時の糖質コルチコイド分泌

1.	血圧が上昇すると頸動脈洞や大動脈弓の圧受容器が興奮して，その情報が延髄の心臓血管中枢に伝えられ，反射性に心臓支配の交感神経遠心性活動の低下および，副交感神経遠心性活動の増加がおこり，心拍数が減少する。	1. ○
2.	母体では，乳児の乳首吸引により下垂体前葉からプロラクチンが分泌され，乳腺に作用して乳汁の産生を促進する。また，乳首の吸引刺激により下垂体後葉から分泌されるオキシトシンは，乳腺の平滑筋を収縮させ，乳汁を乳管に放出する（射乳）。	2. ×
3.	膝蓋腱を叩打すると，大腿四頭筋の筋紡錘が刺激され，その感覚神経の興奮は脊髄で大腿四頭筋支配の運動神経を興奮させ，大腿四頭筋が収縮して下腿がのびあがる。これを膝蓋腱反射といい，伸筋反射（伸張反射，伸展反射）の代表例である。	3. ×
4.	ストレス時の糖質コルチコイド分泌は，視床下部－下垂体前葉系によって支配されている。すなわち，ストレスにより視床下部ホルモン（副腎皮質刺激ホルモン放出ホルモン，CRH）の分泌が増加し，CRHの作用により下垂体前葉からの副腎皮質刺激ホルモン（ACTH）の分泌が増加する。ACTHの作用により副腎皮質からの糖質コルチコイドの分泌が増加する。	4. ×
Key word▶ 反射，血圧，ストレス，乳汁放出		正解 1

10 内分泌系による調節

10-1 ホルモン受容体

おもに細胞膜の受容体に作用するのはどれか。

1. グルカゴン
2. コルチゾル
3. エストラジオール
4. トリヨードサイロニン

10-2 ホルモンの作用

基本知識

ホルモンの直接作用により生じるのはどれか。

1. 発　汗
2. 排　卵
3. 抗原抗体反応
4. 神経細胞の活動電位

1.	グルカゴンは膵臓のランゲルハンス島のA(α)細胞から分泌され，(細胞)膜受容体と結合する。	1. ○
2.	コルチゾルは副腎皮質から分泌され，細胞質内で受容体と結合する。その後，複合体はおもに核内に移行して作用する。	2. ×
3.	エストラジオールは卵巣から分泌され，細胞質内や核内で受容体と結合する。	3. ×
4.	トリヨードサイロニン(T_3)は，おもに甲状腺から分泌されたサイロキシンが末梢臓器で脱ヨウ素化を受けて生成される。細胞の核に存在する受容体と結合する。	4. ×
		正解 1
Key word ▶ 細胞膜受容体，核内受容体		

生体の情報伝達経路には，大きく分けて神経系，内分泌系，そして免疫系がある。神経系は数ミリ秒の速い反応を伝え，内分泌系は秒〜分単位のゆっくりとした反応を伝える。また，免疫系は，異物の情報を，ときには数年にわたって伝える。

1.	発汗は交感神経により直接調節される。	1. ×
2.	排卵はエストロゲンや黄体形成ホルモンなどのホルモンにより調節される反応である。	2. ○
3.	抗原と抗体の結合反応は代表的免疫応答で，サイトカイン(血液細胞や線維芽細胞から分泌され局所にのみ作用するペプチド)は関与するが，内分泌系は直接関与しない。	3. ×
4.	神経細胞の活動電位は，神経伝達物質などによる刺激で生じる。神経伝達物質にはアドレナリンやドーパミン(ドパミン)などのホルモンとしても機能する物質が含まれる。しかし，活動電位は伝達物質が局所で高濃度で作用した場合のみ発生するため，副腎髄質や視床下部から分泌され血中に存在する濃度では十分ではない。シナプスで局所的に分泌され，近傍の受容体に作用した場合のみ効果がある。	4. ×
Key word ▶ 内分泌系，神経伝達，免疫系		正解 2

10-3 ホルモンの化学構造

ペプチドホルモンはどれか。

1. アドレナリン
2. エストロゲン
3. サイロキシン
4. 副腎皮質刺激ホルモン

10-4 ホルモンの化学的性質

脂溶性ホルモンはどれか。

1. グルカゴン
2. アドレナリン
3. オキシトシン
4. エストラジオール

10-5 ホルモンの分泌様式

開口放出により分泌されるのはどれか。

1. インスリン
2. アルドステロン
3. テストステロン
4. エストラジオール

1.	アドレナリンはチロシンというアミノ酸から誘導されるアミノ酸誘導体ホルモンである。	1. ×
2.	エストロゲンはコレステロールから誘導されるステロイドホルモンである。	2. ×
3.	サイロキシンはアミノ酸誘導体ホルモンに分類され，サイログロブリンから切り出される。ヨウ素を含むホルモンである。	3. ×
4.	ペプチドホルモンはアミノ酸がペプチド結合でつながった構造をもつホルモンである。視床下部，下垂体，副甲状腺，膵臓などから分泌されるホルモンが該当する。副腎皮質刺激ホルモン(ACTH)はその1つである。	4. ○
		正解 4

Key word ▶ ペプチドホルモン，ステロイドホルモン，アミノ酸誘導体ホルモン

1.	グルカゴンは膵臓のランゲルハンス島A(α)細胞から分泌されるペプチドホルモン(水溶性)である。	1. ×
2.	アドレナリンは副腎髄質から分泌される水溶性ホルモンである。	2. ×
3.	オキシトシンは下垂体後葉から分泌されるペプチドホルモン(水溶性)である。	3. ×
4.	エストラジオールはエストロゲン(女性ホルモン)の1つで，卵巣から分泌されるステロイドホルモン(脂溶性)である。脂溶性ホルモンはそのままでは血漿にとけないので，大部分が結合タンパク質と結合して血漿中に存在する。	4. ○
Step Up ホルモンは水溶性と脂溶性に分けられる。水溶性ホルモンにはペプチドホルモンとカテコールアミン(アドレナリン，ノルアドレナリン，ドーパミン)，メラトニンであり，脂溶性ホルモンはステロイドホルモンと甲状腺ホルモンである。		正解 4

Key word ▶ 脂溶性ホルモン，水溶性ホルモン

1.	インスリンはペプチドホルモンで，膵臓のランゲルハンス島B(β)細胞より開口放出により分泌される。	1. ○
2.	ステロイドホルモンや甲状腺ホルモン，活性型ビタミンDなどの脂溶性ホルモンは，分泌顆粒内に封入されるのではなく，細胞から漏出する(一部は特異的な輸送体を介す)。アルドステロンはステロイドホルモンで，副腎皮質の球状層から分泌される。	2. ×
3.	テストステロンは，アンドロゲン(男性ホルモン)の一種である。ステロイドホルモンであり，おもに精巣から分泌される。	3. ×
4.	エストラジオールはエストロゲン(女性ホルモン)の一種である。ステロイドホルモンであり，卵巣から分泌される。	4. ×
Step Up ペプチドホルモンやカテコールアミンなどの水溶性ホルモンは，細胞内で分泌顆粒の中に封入され，分泌刺激で開口放出により分泌される。		正解 1

Key word ▶ 開口放出(エクソサイトーシス)

10-6 ホルモン受容体

細胞内に受容体があるのはどれか。

1. コルチゾル
2. ドーパミン
3. プロラクチン
4. ノルアドレナリン

10-7 ホルモンの細胞膜受容体

ホルモンの細胞膜受容体について正しいのはどれか。

1. 受容体により細胞外情報が細胞内に伝達される。
2. ホルモンは細胞膜を通過して受容体に結合する。
3. 1つの受容体に一度に多くのホルモンが結合する。
4. ホルモンと結合した受容体は膜から離れ細胞質に入る。
5. 1つの受容体は複数の異なる種類のホルモンと結合できる。

10-8 ステロイドホルモンの作用機序

ステロイドホルモンが直接調節するのはどれか。

1. 標的遺伝子の転写
2. mRNA の核外への輸送
3. mRNA とリボソームの結合
4. mRNA と tRNA の結合

10-9 ホルモンの分類と名称

基本知識

ホルモンの分類について正しいのはどれか。

1. エストラジオールはアンドロゲンである。
2. アルドステロンはカテコールアミンである。
3. トリヨードサイロニンは甲状腺ホルモンである。
4. ノルアドレナリンは電解質コルチコイドである。

	水溶性ホルモン(ペプチドホルモン，カテコールアミンおよびメラトニン)の受容体は細胞膜にあり，脂溶性ホルモン(甲状腺ホルモンとステロイドホルモン)の受容体は細胞内(細胞質または核内)にある。	
1.	コルチゾルは副腎皮質の束状層から分泌されるステロイドホルモンであり，受容体(グルココルチコイド受容体)はおもに細胞質に存在する。ホルモンと結合した受容体は，核内に移動して標的となった遺伝子の発現を促進する。	1. ○
2.	ドーパミンはカテコールアミンであり，受容体は細胞膜にある。	2. ×
3.	プロラクチンは下垂体前葉から分泌されるペプチドホルモンである。受容体は細胞膜に存在する。	3. ×
4.	ノルアドレナリンはカテコールアミンで受容体は細胞膜にある。	4. ×
	Key word ▶ 細胞膜受容体，核内(細胞内)受容体	正解 1

1.	ホルモンの細胞膜受容体は，細胞膜に組み込まれたタンパク質(膜タンパク質)からなり，細胞外の情報を細胞内に伝達する。	1. ○
2.	通常，膜受容体に結合するホルモンは細胞膜を通過せず，細胞の外側にある受容体のホルモン結合部位と結合する。	2. ×
3.	1つの受容体には通常1つのホルモンが高い親和性(結合力が強いこと)で結合する。	3. ×
4.	ホルモンと結合して活性化された受容体は，細胞内のセカンドメッセンジャーを介して，細胞内のシグナル伝達経路を活性化する。	4. ×
5.	ホルモン受容体は基質特異性(特定の物質〔基質〕のみと結合・反応すること)が高く，通常1種類のホルモンのみと結合する。	5. ×
	Key word ▶ 膜タンパク質，特異性，セカンドメッセンジャー	正解 1

1.	ステロイドホルモンや甲状腺ホルモンは，まず細胞内(細胞質か核内)の受容体と結合する。ホルモン-受容体複合体は核内に移動し，標的となる遺伝子(DNA)に結合し，転写(RNA の合成)を調節する。	1. ○
2.	合成された mRNA(メッセンジャー RNA)は核外へ輸送されるが，ホルモンは関与しない。	2. ×
3.	核外へ輸送された mRNA は，リボソームにおいて rRNA(リボソーム RNA)と結合する。ここにもホルモンは関与しない。	3. ×
4.	mRNA はリボソーム上で tRNA(トランスファー RNA)と結合する。ここにもホルモンは関与しない。	4. ×
		正解 1
	Key word ▶ 核内(細胞内)受容体，転写，翻訳	

1.	エストラジオールは代表的な女性ホルモン(エストロゲン)である。エストロゲンにはこれ以外にエストロンとエストリオールが含まれる。アンドロゲンは男性ホルモンであり，テストステロンや副腎アンドロゲンなどがある。	1. ×
2.	アルドステロンは代表的な電解質コルチコイドである。	2. ×
3.	トリヨードサイロニンは，サイロキシンとともに甲状腺ホルモンに分類される。	3. ○
4.	ノルアドレナリンは，カテコールアミンに分類される。カテコールアミンには，このほかにアドレナリンとドーパミンが含まれる。	4. ×
	Key word ▶ 甲状腺ホルモン，カテコールアミン，電解質コルチコイド，アンドロゲン	正解 3

10-10 ホルモンの略称

基本知識

ホルモンの略称について正しいのはどれか。

1. FSH は卵胞刺激ホルモンの略称である。
2. ACTH は甲状腺刺激ホルモンの略称である。
3. TSH は副腎皮質刺激ホルモンの略称である。
4. GH はゴナドトロピン刺激ホルモンの略称である。

10-11 神経内分泌

基本知識

神経細胞から分泌されるホルモンはどれか。

1. インスリン
2. オキシトシン
3. 成長ホルモン
4. 甲状腺刺激ホルモン

10-12 ホルモンの分泌刺激

交感神経刺激により分泌が促進されるのはどれか。

1. インスリン
2. ガストリン
3. アドレナリン
4. 副甲状腺ホルモン

視床下部ホルモンや下垂体ホルモンは，アルファベットの略称でよばれることが多いため，しっかりと覚えておくことが重要である。

◎略称が用いられるおもなホルモン

視床下部ホルモン	・副腎皮質刺激ホルモン放出ホルモン	CRH	corticotropin releasing hormone
	・甲状腺刺激ホルモン放出ホルモン	TRH	thyrotropin releasing hormone
	・成長ホルモン放出ホルモン	GRH，GHRH	growth hormone releasing hormone
	・ゴナドトロピン放出ホルモン	GnRH	gonadotropin releasing hormone
下垂体ホルモン	・副腎皮質刺激ホルモン	ACTH	adrenocorticotropic hormone
	・甲状腺刺激ホルモン	TSH	thyroid stimulating hormone
	・成長ホルモン	GH	growth hormone
	・プロラクチン	PRL	prolactin
	・黄体形成ホルモン	LH	luteinizing hormone
	・卵胞刺激ホルモン	FSH	follicle stimulating hormone

1. ○
2. ×
3. ×
4. ×

正解 1

Key word ▶ ACTH，GH，PRL，FSH

---

1. 神経内分泌とは，ニューロンが血中へホルモンを分泌することで，視床下部ホルモンと下垂体後葉ホルモンが該当する。細胞体はすべて視床下部に局在するが，視床下部ホルモンを分泌するニューロンは正中隆起に，下垂体後葉ホルモンでは下垂体後葉まで軸索を伸ばし，血中（視床下部下垂体門脈）へホルモンを分泌する。インスリンは膵臓のランゲルハンス島 B 細胞から分泌されるので神経内分泌ではない。

2. オキシトシンは下垂体後葉ホルモンで，神経内分泌ホルモンである。

3. 成長ホルモンは下垂体前葉ホルモンで，神経内分泌ホルモンではない。

4. 甲状腺刺激ホルモンは下垂体前葉ホルモンで，神経内分泌ホルモンではない。

1. ×
2. ○
3. ×
4. ×

正解 2

Key word ▶ 神経内分泌，視床下部ホルモン，下垂体後葉ホルモン

---

1. インスリンは，血糖値の増加や迷走神経（副交感神経）により分泌が促進される。

2. ガストリンは消化管ホルモンであり，食物中のアミノ酸や迷走神経刺激（副交感神経）により分泌される。

3. アドレナリンは，副腎髄質に入る交感神経の刺激により分泌される。

4. 副甲状腺ホルモン（PTH）は，血中カルシウムイオン（Ca^{2+}）の減少により分泌される。

1. ×
2. ×
3. ○
4. ×

正解 3

Key word ▶ 交感神経，アドレナリン

10-13 ホルモンの標的器官

ホルモンの標的器官について正しいのはどれか。

1. オキシトシンは腎臓に作用する。
2. グルカゴンは骨格筋に作用する。
3. 副甲状腺ホルモンは骨に作用する。
4. 卵胞刺激ホルモンはライディッヒ細胞に作用する。

10-14 視床下部ホルモン

視床下部ホルモンにより分泌が抑制されるのはどれか。

1. プロラクチン
2. 黄体形成ホルモン
3. 甲状腺刺激ホルモン
4. 副腎皮質刺激ホルモン

10-15 ホルモン分泌の階層支配

ホルモン分泌調節系の説明で正しいのはどれか。

1. GnRH は LH 分泌を促進する。
2. CRH は ACTH 分泌を抑制する。
3. ソマトスタチンは GH 分泌を促進する。
4. ドーパミンはプロラクチン分泌を促進する。

10-16 内分泌腺とホルモン

基本知識

下垂体後葉から分泌されるのはどれか。

1. ドーパミン
2. バソプレシン
3. プロラクチン
4. ソマトスタチン

1. オキシトシンは乳腺や子宮などの平滑筋に作用する。	1.	×
2. グルカゴンは主として肝臓に作用する。	2.	×
3. 副甲状腺ホルモン(PTH, パラソルモン)の標的器官は, 骨や腎臓である。	3.	○
4. 卵胞刺激ホルモンは, 女性では卵胞に, 男性ではセルトリ細胞に作用する。精巣にあるライディッヒ細胞(間質細胞)をおもな標的部位とするのは, 黄体形成ホルモンである。	4.	×
	正解 3	

Key word ▶ ホルモン, 標的器官

1. プロラクチンは, 視床下部のドーパミンにより分泌が抑制される。プロラクチン分泌を促進するホルモンはまだ同定されていない。TRH がプロラクチンの分泌を促進すると記載されている場合もあるが, 生理的濃度の TRH では促進は生じない。	1.	○
2. 黄体形成ホルモン(LH)分泌を調節する視床下部ホルモンは, ゴナドトロピン放出ホルモン(GnRH)である。GnRH は LH とともに FSH の分泌も促進する。LH 分泌を抑制するのは, 精巣や卵巣からの性ホルモン(テストステロン・エストロゲン)である。	2.	×
3. 甲状腺刺激ホルモン(TSH)分泌を調節する視床下部ホルモンは, 甲状腺刺激ホルモン放出ホルモン(TRH)である。	3.	×
4. 視床下部からは, 下垂体前葉ホルモンの分泌を促進するホルモンと抑制するホルモンが分泌される。副腎皮質刺激ホルモン(ACTH)分泌を調節する視床下部ホルモンは副腎皮質刺激ホルモン放出ホルモン(CRH)で, 抑制ホルモンは分泌されない。	4.	×
	正解 1	

Key word ▶ 視床下部ホルモン, 下垂体前葉ホルモン, 放出ホルモン, 抑制ホルモン

10 内分泌系による調節

◎視床下部ホルモン

下位の下垂体ホルモンを促進するもの	CRH, GRH (GHRH), GnRH, TRH
下位の下垂体ホルモンを抑制するもの	ソマトスタチン(GIH), ドーパミン(PIH)

1. 正中隆起で血中に分泌される視床下部ホルモンは, 下垂体前葉ホルモンの分泌を調節する。促進性ホルモンと抑制性ホルモンがある。GnRH(ゴナドトロピン放出ホルモン)は以前は LHRH とよばれていた。LH と FSH の分泌を促進する。	1.	○
2. CRH(副腎皮質刺激ホルモン放出ホルモン)は, ACTH の分泌を促進する。	2.	×
3. 視床下部のソマトスタチンは, GH の分泌を抑制する。	3.	×
4. 視床下部のドーパミンは, プロラクチンの分泌を抑制する。	4.	×
	正解 1	

Key word ▶ 視床下部, 下垂体, 下位内分泌腺

1. ドーパミンは, 視床下部から正中隆起に分泌される。神経伝達物質としてシナプス前膜から放出される場合もある。	1.	×
2. バソプレシンは, 視床下部に局在する神経細胞で合成され, 軸索を通って下垂体後葉まで運ばれ, そこから視床下部下垂体門脈系の血中へ分泌される。	2.	○
3. プロラクチンは, 下垂体前葉から分泌される。	3.	×
4. ソマトスタチンは, 視床下部から正中隆起に分泌される。それ以外に膵臓のランゲルハンス島や消化管でも合成され, 局所に作用する。	4.	×
	正解 2	

Key word ▶ 下垂体ホルモン, 視床下部ホルモン, 黄体ホルモン

10-17 甲状腺ホルモン

基本知識

甲状腺ホルモンの合成に必要なのはどれか。

1. 鉄
2. 銅
3. 亜　鉛
4. ヨウ素

10-18 ホルモンの作用

ホルモンの作用について正しいのはどれか。

1. バソプレシンは尿量を増加させる。
2. プロラクチンは乳汁の合成を促進する。
3. トリヨードサイロニンは体温を低下させる。
4. 副甲状腺ホルモンは血中カルシウム濃度を低下させる。

10-19 副甲状腺ホルモン分泌調節

副甲状腺ホルモンの分泌を促進するのはどれか。

1. サイロキシン
2. 活性型ビタミン D_3
3. 甲状腺刺激ホルモン
4. 血中カルシウムの低値

	甲状腺ホルモンは，アミノ酸である**チロシン**にヨウ素が結合したもので，ヨウ素を3つ含むものが**トリヨードサイロニン**(T_3)，ヨウ素を4つ含むものが**サイロキシン**(T_4)である。	
1.	鉄は**ヘモグロビン**の合成には不可欠であるが，甲状腺ホルモンの合成には必須ではない。	1. ×
2.	銅は生体内に微量にしか存在しないが，エネルギー代謝や鉄の代謝に重要である。しかし甲状腺ホルモンの合成には必須ではない。	2. ×
3.	亜鉛は，銅と同様に生体内には微量にしか存在しないが，**酵素**や**受容体**の構成物質として重要である。甲状腺ホルモンの合成には必須ではないが，甲状腺ホルモン受容体の構成物質として，甲状腺ホルモンの作用には必須である。	3. ×
4.	ヨウ素は**甲状腺ホルモン**の構成物質であり，合成に不可欠な元素である。	4. ○
	Key word ▶ 甲状腺ホルモン，ヨウ素，トリヨードサイロニン，サイロキシン	正解 4

1.	バソプレシン(抗利尿ホルモン，ADH)は，腎臓の**集合管**において水の**再吸収**を促進させ，尿量を**減少**させる。	1. ×
2.	プロラクチンは，授乳期に乳汁の合成を**促進**する。	2. ○
3.	トリヨードサイロニン(T_3)は，基礎代謝(エネルギーの産生と消費)を**上げ**，体温を**維持**する。	3. ×
4.	副甲状腺ホルモン(PTH)は，骨吸収(骨からのカルシウムの遊離)を**促進**し，血中カルシウム濃度を**上昇**させる。	4. ×
	Key word ▶ バソプレシン，プロラクチン，トリヨードサイロニン，副甲状腺ホルモン	正解 2

1.	TSHと同様に，甲状腺ホルモンもPTHの分泌には直接関係しない。	1. ×
2.	活性型ビタミンD_3は，**腎臓**から分泌され，PTHの合成を**抑制**する。	2. ×
3.	副甲状腺は甲状腺に接して存在するが，甲状腺とは別の器官であり，甲状腺系からの調節は受けない。したがって，甲状腺刺激ホルモン(TSH)が副甲状腺ホルモン(PTH)の分泌を促進することはない。	3. ×
4.	PTHの最も強い分泌刺激は血中のカルシウムイオン(Ca^{2+})濃度の**低下**である。血中Ca^{2+}濃度低下により，副甲状腺の間質のCa^{2+}も低下する。すると副甲状腺細胞膜に局在するカルシウム感受性受容体がそれを感知し，PTHの分泌を促進する。	4. ○
	Key word ▶ カルシウムイオン(Ca^{2+})濃度，ビタミンD_3	正解 4

10 内分泌系による調節

153

10-20 ホメオスタシス

赤血球数，血中カルシウム濃度，循環血液量のすべての調節に関与している器官はどれか。

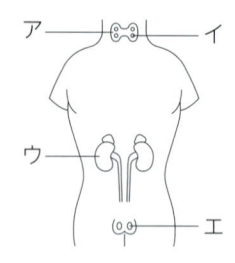

1. ア
2. イ
3. ウ
4. エ

10-21 飲水とホルモン分泌

多量の水を飲んだとき生ずるのはどれか。

1. コルチゾル分泌減少
2. オキシトシン分泌増加
3. バソプレシン分泌減少
4. アルドステロン分泌増加

10-22 アルドステロンの生理作用

アルドステロンが調節している血清電解質はどれか。

1. 鉄
2. カルシウム
3. ナトリウム
4. マグネシウム

10-23 アドレナリンの生理作用

基本知識

アドレナリンの作用はどれか。

1. 血糖値の低下
2. 心拍数の増加
3. 消化管運動の亢進
4. 血中遊離脂肪酸濃度の減少

1.	アは甲状腺である。カルシトニンを分泌し，カルシウム代謝に関与するが，赤血球数や循環血液量は調節しない。	1. ×
2.	イは副甲状腺である。副甲状腺ホルモン(PTH)を分泌し，血中カルシウムイオン(Ca^{2+})濃度を上昇させる作用はあるが，赤血球数や循環血液量は調節しない。	2. ×
3.	ウは腎臓である。血中酸素分圧の低下によりエリスロポエチンを分泌し，赤血球の新生を促進する。また腎臓では，ビタミンD_3の活性型への変化がおこり，小腸からのCa^{2+}の吸収を促進する。さらに，輸入細動脈の血流量の低下(血圧低下)に反応してレニンを分泌し，レニン－アンギオテンシン－アルドステロン系によって血液量を回復させる。	3. ○
4.	エは精巣である。アンドロゲンを分泌する。アンドロゲンは大量に投与した場合，タンパク質同化作用(タンパク質合成促進)を介して赤血球数を増加させるが，カルシウム代謝と循環血液量の調節には作用しない。	4. ×
	Key word ▶ 造血，カルシウム代謝，体液量調節	正解 3

1.	コルチゾルは，さまざまなストレスが刺激となって分泌される。	1. ×
2.	オキシトシンは，出産やその後の授乳行動が刺激となり分泌される。	2. ×
3.	多量の水を飲むと，血液の浸透圧が低下することによりバソプレシン(抗利尿ホルモン，ADH)の分泌が抑制され，尿量が増加する。	3. ○
4.	循環血液量や腎血流量の減少がレニンの分泌につながり，レニン－アンギオテンシン－アルドステロン系の活性化を通じてアルドステロンの分泌が刺激される。	4. ×
		正解 3
	Key word ▶ 飲水，浸透圧低下，バソプレシン	

1.	鉄はヘモグロビンの構成物質であり機能的には重要であるが，血中の鉄(Ⅱ)イオン(Fe^{2+})はホルモンによる代謝調節を受けない。	1. ×
2.	血中カルシウムイオン(Ca^{2+})濃度は，骨や腎臓において副甲状腺ホルモン(PTH)やビタミンDなどにより調節される。	2. ×
3.	アルドステロンは腎臓の遠位尿細管～集合管において，濾液(原尿)からナトリウムイオン(Na^+)を再吸収し，カリウムイオン(K^+)と水素イオン(H^+)を排泄させるはたらきがある。	3. ○
4.	マグネシウムイオン(Mg^{2+})は多くの酵素活性に重要な物質であるが，ホルモンによる代謝調節を受けない。	4. ×
	Key word ▶ アルドステロン，ナトリウムイオン(Na^+)，血清電解質	正解 3

1.	アドレナリンは，肝臓や骨格筋に作用してグリコーゲンを分解させる。また肝臓において，糖新生を促す。そのため，血糖値は上昇する。	1. ×
2.	循環機能は亢進し，心拍数の増加と心筋収縮力の増強がおこる。	2. ○
3.	胃腸の運動などの消化管の機能を抑制する。	3. ×
4.	脂肪の分解を促進し，血中遊離脂肪酸濃度を増加させる。	4. ×
		正解 2
	Key word ▶ アドレナリン，血糖値，心機能，消化管運動	

10 内分泌系による調節

10-24 フィードバック調節

末梢からのホルモン刺激により正のフィードバックを受けるのはどれか。

1. プロラクチン
2. 成長ホルモン
3. 黄体形成ホルモン
4. 副腎皮質刺激ホルモン

10-25 ホルモンによる糖代謝の調節

ホルモンによる糖代謝の調節について，正しいのはどれか。2つ選べ。

1. 成長ホルモンは血糖値を上昇させる。
2. インスリンはグリコーゲンの合成を抑制する。
3. コルチゾルが過剰になると血糖値は低下する。
4. アドレナリンは肝臓のグリコーゲン分解を促進する。
5. グルカゴンは骨格筋のグルコース取り込みを促進する。

10-26 インスリンの生理作用

インスリンによってグルコースの取り込みが促進されるのはどれか。

1. 大脳皮質
2. 骨格筋
3. 小腸粘膜
4. 近位尿細管

1.	プロラクチンの合成・分泌は乳首の吸引によって促進されるが，ホルモンではなく，神経系を介して調節されている。	1. ×
2.	成長ホルモンは，下流の標的のインスリン様成長因子I(IGF-I，肝臓より分泌)により負のフィードバックを受ける。	2. ×
3.	黄体形成ホルモン(LH)は，通常状態では，卵巣から分泌されるエストロゲンによる負のフィードバックを受ける。排卵が近づき，エストロゲンが高濃度になると，LHは正のフィードバックを受け，エストロゲンによりLHの分泌が促進し，LHサージとよばれる急激な分泌を生じ，その結果，排卵がおこる。	3. ○
4.	副腎皮質刺激ホルモン(ACTH)は下流の標的のコルチゾル(副腎皮質から分泌)などの糖質コルチコイドにより負のフィードバックを受ける。	4. ×
Step Up	多くのホルモンは，上位階層にある下垂体や視床下部からの刺激ホルモンの分泌を抑制する(負のフィードバック)。一方，一部のホルモン系では，特定の状態で下位のホルモンが上位のホルモン分泌を刺激することがある。これを正のフィードバックという。	正解 3
Key word	エストロゲン，正のフィードバック，負のフィードバック	

1.	成長ホルモンは，インスリン作用に拮抗し，血糖値を上昇させる。	1. ○
2.	インスリンは，肝臓や骨格筋などにおいて，グルコースからグリコーゲンの合成を促進し，血糖値を低下させる。	2. ×
3.	コルチゾルは，タンパク質や脂肪の分解を促進する。これらの物質は肝臓で糖質に変換されるため，コルチゾルが過剰になると血糖値は上昇する。	3. ×
4.	アドレナリンは，肝臓や骨格筋でグリコーゲンの分解を促進する。肝臓では分解されたグリコーゲンの一部がグルコースに変換され，血中へと放出される。	4. ○
5.	グルカゴンはおもに肝臓に作用し，ヒトでは骨格筋には作用しない。肝臓においてはグリコーゲンの分解を促進する。グリコーゲンの一部はグルコースに変換され，血中に放出される。	5. ×
Step Up	多くのホルモンが糖質の代謝を促進するが，血糖値を直接低下させるホルモンはインスリンのみで，あとの多くのホルモンは血糖値を上昇させる。なお，近年，消化管から分泌されるホルモンのうち数種類(GIPおよびGLP-1)にインスリンの分泌促進作用があることがわかり，あらたな糖尿病治療薬として用いられるようになった。	正解 1, 4
Key word	糖代謝，成長ホルモン，インスリン，コルチゾル，アドレナリン，グルカゴン	

1.	神経細胞がエネルギー源として用いることができるのは，原則としてグルコースのみである。グルコースの取り込みにインスリンは関与せず，取り込み量は血中濃度に依存する。	1. ×
2.	インスリンは，骨格筋や脂肪細胞においてグルコース輸送体の一種のGLUT4の機能を促進し，グルコースを細胞内に取り込ませる。	2. ○
3.	小腸粘膜は，グルコース輸送体の一種のSGLT1を介して能動輸送によりグルコースの取り込みを行うが，インスリンによって促進されることはない。	3. ×
4.	近位尿細管では，SGLT2を介して能動輸送によりグルコースの取り込みを行うが，インスリンによって促進されることはない。	4. ×
Key word	インスリン，骨格筋，肝臓	正解 2

10 内分泌系による調節

157

10-27 血糖値とホルモン分泌

基本知識

高血糖により分泌が促進するのはどれか。

1. インスリン
2. グルカゴン
3. アドレナリン
4. 成長ホルモン

10-28 グルカゴンの生理作用

基本知識

肝臓におけるグルカゴンの作用はどれか。

1. 脂肪の合成を促進する。
2. ケトン体生成を抑制する。
3. グリコーゲン分解を促進する。
4. グルコースの取り込みを促進する。

10-29 ビタミン D_3 の活性化経路

ビタミン D_3 の生成や活性化に関与しないのはどれか。

1. 肺
2. 肝　臓
3. 皮　膚
4. 腎　臓

1. 血糖が上がると，膵島からインスリンが分泌される。インスリンは肝臓，骨格筋および脂肪細胞などで**グルコース**取り込みや**グリコーゲン**合成などを**促進**し，血糖値を**低下**させる。直接血糖値を低下させる作用があるホルモンは**インスリン**のみである。	1. ○
2. グルカゴンは肝臓で**グリコーゲン**分解や**糖新生**を促進し，**グルコース**を分泌させ，血糖値を**上昇**させる。	2. ×
3. アドレナリンは肝臓で**グリコーゲン**分解を促進し，**グルコース**を分泌させ，血糖値を**上昇**させる。	3. ×
4. 成長ホルモンは**インスリン**作用に拮抗し，血糖値を**上昇**させる。	4. ×
血糖値の増加は，甲状腺ホルモンや糖質コルチコイドによってもおこる。	正解 1

Key word ▶ 血糖値の調節，インスリン，グルカゴン，アドレナリン

1. グルカゴンのおもな標的器官は**肝臓**で，**グリコーゲン**の分解と**糖新生**（アミノ酸，乳酸，グリセロールなどからのグルコース合成）により，血中に**グルコース**を放出し，血糖値を**上昇**させる。また，脂肪分解を**促進**する。	1. ×
2. グルカゴンは脂肪分解を**促進**し，その結果**ケトン体**の生成を**促進**する。	2. ×
3. **グリコーゲン**の分解を促進する。	3. ○
4. グルコースの放出を**促進**する。取り込みは**抑制**される。	4. ×
	正解 3

Key word ▶ グルカゴン，グリコーゲン，糖新生，ケトン体

1. 肺にはアンギオテンシンIの活性化に関する**アンギオテンシン変換酵素（ACE）**は発現しているが，ビタミン D_3 の活性化には関与しない。	1. ○
2. **皮膚**において生成されたり，経口摂取したビタミン D_3 は，**肝臓**において水酸化を受け，**腎臓**で活性化される。	2. ×
3. 皮膚では**紫外線**により 7-デヒドロコレステロール（コレステロールの前駆物質）からビタミン D_3 が生成される。ビタミン D_3 はキノコ類などから経口的にも摂取可能である。	3. ×
4. **肝臓**で水酸化されたビタミン D_3 は，**腎臓**の近位尿細管細胞でさらに水酸化を受け，**生理活性**型となる。	4. ×
Step Up ビタミンDには数種類あるが，人体内で最も多いのはビタミン D_3 である。活性型ビタミン D_3（1,25-$(OH)_2D_3$）はコレステロール前駆体から生成され，最終的に腎臓で活性型となって血中に分泌される。この経路はステロイドホルモンの合成経路とほぼ同じである。また，作用もステロイドホルモンと同様の核内受容体を介して生じる。これらのことから，名称は「ビタミン」となっているが，ホルモンと考えてさしつかえない。活性型ビタミン D_3 は，カルシウムイオン（Ca^{2+}）の小腸における吸収を促進する。	正解 1

Key word ▶ 活性型ビタミン D_3，皮膚，肝臓，腎臓

10 内分泌系による調節

10-30 乳房とホルモン

乳腺の発達と機能に関係するホルモンについて正しいのはどれか。

1. 射乳反射はプロラクチンにより促進される。
2. 乳汁の合成はオキシトシンにより促進される。
3. 思春期の乳腺の発達はプロラクチンにより生じる。
4. 妊娠期の乳腺の発達は胎盤からのホルモンにより生じる。

10-31 ホルモンによる脳発達の調節

脳の発達に関与するホルモンはどれか。2つ選べ。

1. インスリン
2. アドレナリン
3. エストロゲン
4. 甲状腺ホルモン
5. 副甲状腺ホルモン

10-32 ホルモンと疾患

臨床での応用

それぞれの疾患で生じるホルモン分泌異常について正しいのはどれか。

1. アジソン病ではコルチゾル分泌が増加する。
2. 先端巨大症では成長ホルモン分泌が増加する。
3. バセドウ病では甲状腺ホルモン分泌が低下する。
4. クッシング症候群ではアルドステロン分泌が低下する。

1.	乳頭の吸引によりオキシトシンの分泌が促進され，乳腺周囲の平滑筋が収縮して射乳反射が生じる。	1. ×
2.	乳汁の合成はプロラクチンにより促進される。	2. ×
3.	思春期にエストロゲンとプロゲステロンが増加することにより乳腺細胞の増殖が生じ，女性型の乳房となる。	3. ×
4.	妊娠後期になると胎盤から多量のエストロゲンとプロゲステロンが分泌され，乳腺の発達を促進する。プロラクチンの分泌も増加するが，エストロゲンとプロゲステロンが高値のうちは，乳汁の合成は抑制されている。	4. ○
		正解 4

Key word ▶ エストロゲン，プロラクチン，オキシトシン，胎盤ホルモン

1.	インスリンは，グルコースの供給の調節を介して脳機能を調節するが，脳の発達には直接関与しない。	1. ×
2.	ニューロンで合成・分泌されるアドレナリンは神経伝達物質としては重要だが，ホルモンとして副腎髄質から分泌されるアドレナリンは脳発達には直接関与しない。	2. ×
3.	アンドロゲンやエストロゲンなどの性ホルモンは，脳の性分化に重要な作用をもつ。性ホルモンは，近年，性同一性障害との関連が重要視されている。	3. ○
4.	甲状腺ホルモンは，神経細胞の分化・発達に不可欠である。先天性甲状腺機能低下症（クレチン症）では知能の発達が遅れる。	4. ○
5.	副甲状腺ホルモン(PTH)は骨や腎におけるカルシウムの代謝を調節しており，中枢神経系には直接作用しない。	5. ×
Step Up	疾患のなかには早期に発見すれば重い障害（とくに脳発達障害）を回避できるものがあり，そのために新生児マススクリーニングが行われている。このうちホルモン分泌異常症では，先天性甲状腺機能低下症（クレチン症）および，先天性副腎過形成（以前は副腎性器症候群とよばれていた）がある。先天性副腎過形成は副腎酵素の異常による高アンドロゲン血症を示し，おもに女児に異常が生じる。	正解 3, 4

Key word ▶ 性ホルモン，脳の性分化，甲状腺ホルモン

10 内分泌系による調節

1.	アジソン病は，副腎皮質機能低下症でコルチゾル分泌は低下する。	1. ×
2.	骨端線閉鎖後に成長ホルモン分泌が過剰になると，骨端や軟部組織が肥大し，先端巨大症になる。	2. ○
3.	バセドウ病では，甲状腺刺激抗体のために甲状腺ホルモン分泌が過剰となる。	3. ×
4.	クッシング症候群は，副腎皮質機能亢進症でコルチゾル分泌が過剰となる。	4. ×
		正解 2

Key word ▶ ホルモン分泌異常，アジソン病，先端巨大症，バセドウ病，クッシング症候群

10-33 ホルモンと疾患

臨床での応用 ▶ 各疾患において分泌低下が生じているホルモンはどれか。

1. 先端巨大症における成長ホルモン
2. 下垂体性尿崩症におけるバソプレシン
3. クッシング症候群におけるコルチゾル
4. 先天性副腎過形成における副腎アンドロゲン

1.	先端巨大症は，骨端線閉鎖後の**成長ホルモン**の過剰分泌により生じる。骨端の成長や軟部組織の**肥大**をみとめる。	1. ×
2.	下垂体性尿崩症では，**下垂体後葉**からの**バソプレシン**分泌が低下し，多尿（尿崩症）となる。一方，腎性尿崩症では，バソプレシン受容体や水チャネルの異常などでバソプレシンが作用しなくなり，多尿となる。	2. ○
3.	クッシング症候群は，なんらかの原因により**副腎皮質**の機能が亢進し，血中**コルチゾル**の濃度が上昇するか，多量の糖質コルチコイドを投与した場合に生じる。満月様顔貌・中心性肥満・糖尿病・高血圧などの特徴的な病態を示す。	3. ×
4.	先天性副腎過形成は，副腎酵素の異常により**副腎アンドロゲン**が過剰に分泌され，女児で外生殖器等の男性化が生じる。	4. ×
	Key word ▶ 先天性副腎過形成，尿崩症，クッシング症候群，先端巨大症	正解 2

11 からだの支持と運動

11-1 骨

基本知識 ▶ ハバース管が存在するのはどこか。

1. 骨　髄
2. 骨　膜
3. 海綿質
4. 緻密質

11-2 骨髄

成人の骨で赤色骨髄を含むのはどれか。

1. 脛　骨
2. 指　骨
3. 頭蓋骨
4. 椎　骨

11-3 骨形成

基本知識 ▶ 骨形成に影響する物質はどれか。

1. アミラーゼ
2. インスリン
3. ビタミンD
4. エリスロポエチン

1. 骨髄は髄腔や海綿質のすきまを満たすものである。ハバース管は存在しない。	1.	×
2. 骨膜は，骨の表面をおおっているじょうぶな結合組織であり，ハバース管は存在しない。	2.	×
3. 海綿質は，細かな骨梁からできているスポンジ状構造であり，ハバース管は存在しない。	3.	×
4. 緻密質は骨の表在に存在するきわめて緻密な骨質である。ハバース管は緻密質を縦走しており，血管・リンパ管・神経を骨髄へ送る通り道である。なお，骨膜・ハバース管・髄腔を結ぶ管腔はフォルクマン管とよばれる。	4.	○
	正解 4	

Key word ▶ ハバース管，緻密質，海綿質，骨髄，骨膜

骨髄には，赤色骨髄と黄色骨髄がある。赤色骨髄は造血組織（血球をつくる組織）を含む。一方，黄色骨髄では造血機能が失われ，脂肪がおもな成分である。小児では全身の骨髄で造血を営むが，成長するにつれて赤色骨髄は特定の骨の骨髄にのみ存在するようになる。成人の骨で造血機能を有するのは，椎骨・胸骨・肋骨・寛骨など体温の高い中心部分の骨である。胸骨と寛骨の骨髄は生検（バイオプシー）の際にしばしば使用される。	1.	×
	2.	×
	3.	×
	4.	○
	正解 4	

Key word ▶ 骨髄，造血機能，赤色骨髄，黄色骨髄

1. アミラーゼは唾液や膵液に含まれる消化酵素であり，デンプンを二糖類に分解する。	1.	×
2. インスリンは，膵島のB細胞から分泌されるホルモンであり，細胞へのグルコースの取り込みの促進などにはたらく。	2.	×
3. ビタミンDは，肝臓で変換されたのちに，腎臓で活性型ビタミンDに変換される。活性型ビタミンDは，造骨に用いられるカルシウムイオン（Ca^{2+}）の腸管からの吸収を促進する。	3.	○
4. エリスロポエチンは，骨髄の赤芽球に作用して赤血球の産生を促進するが，骨形成には関与しない。	4.	×
	正解 3	

Key word ▶ 骨形成，カルシウムイオン，ビタミンD

11-4 骨の成長

臨床での応用 ▶ 骨端線閉鎖以前に成長ホルモン分泌が亢進したときにおこるのはどれか。

1. 巨人症
2. くる病
3. 骨粗鬆症
4. 骨軟化症

11-5 骨の種類

基本知識 ▶ 扁平骨はどれか。

1. 胸　骨
2. 月状骨
3. 大腿骨
4. 椎　骨

11-6 骨格筋

基本知識 ▶ 骨格筋について正しいのはどれか。

1. 自動性がある。
2. 横紋構造がある。
3. 自律神経の支配を受ける。
4. 活動電位の不応期は心筋よりも長い。

11-7 筋紡錘

筋紡錘について正しいのはどれか。

1. 腱にある装置である。
2. 自律神経支配である。
3. 侵害刺激に反応する。
4. 伸張反射をおこす受容器である。

1. 骨端線閉鎖以前に成長ホルモンの著しい分泌過剰があると，骨端軟骨で軟骨細胞の増殖と軟骨の骨化が亢進する．ときには身長 2.6 m にも及ぶ下垂体性巨人症になる．	1.	○
2. 骨軟化症とくる病は，骨組織へのカルシウム沈着障害をきたす疾患で，骨軟化症が幼児におこる場合，くる病とよばれる．幼児期のビタミン D 不足のためにカルシウム吸収能が低下し，脊柱が前方に曲がってしまう場合がある．	2.	×
3. 骨粗鬆症は，骨の形成と破壊のバランスがくずれ，相対的に骨の形成が少なくなる状態である．老人性骨粗鬆症では正常より骨の形成が低下し，骨量が減少する．副甲状腺機能亢進症では，正常より骨の吸収が促進されて骨量が減少し，骨粗鬆症を呈する．	3.	×
4. ビタミン D 不足（カルシウム沈着障害）が骨端線閉鎖後の成人に生じた場合，骨軟化症が生じる．骨軟化症では骨基質が不足し，骨がオステオイドばかりで軟骨のようにやわらかくなってしまう．	4.	×
Key word ▶ 骨端線，骨端軟骨，成長ホルモン	正解	1

1. 胸骨は体幹前面にある骨で，扁平な形をしており，扁平骨に分類される．扁平骨にはほかに，頭蓋骨や肋骨などが含まれる．	1.	○
2. 月状骨は手根骨の 1 つであり，短いため，短骨に分類される．	2.	×
3. 大腿骨は大腿にある骨で，棒状で長いため，長骨に分類される．	3.	×
4. 椎骨は脊柱を構成する骨で，不規則な形をしており，不規則骨に分類される．	4.	×
Key word ▶ 扁平骨，長骨，短骨，不規則骨	正解	1

1. 自動性は心筋と一部の平滑筋にみられるが，骨格筋にはみられない．	1.	×
2. 骨格筋は，横紋構造がみられる横紋筋である．横紋構造は心筋にもみられる．一方，平滑筋には横紋構造はみられない．	2.	○
3. 骨格筋は体性運動ニューロン（体性運動神経）の支配を受ける．	3.	×
4. 骨格筋の活動電位の不応期は，心筋よりも短い．心筋はポンプ作用を営むため，心筋の収縮中に次の活動電位が生じないようにするため，活動電位の持続時間が長く，不応期も長い．	4.	×
Step Up 筋の収縮にかかわる錘外筋線維は Aα 運動ニューロン，筋紡錘をつくる錘内筋線維は Aγ 運動ニューロンが支配する．	正解	2
Key word ▶ 骨格筋，横紋筋，随意筋，活動電位		

1. 筋紡錘は骨格筋の線維の間にある．腱にあるのは腱紡錘（ゴルジ腱器官）である．	1.	×
2. 筋紡錘内の錘内筋線維を支配する遠心性神経は運動ニューロンであり，自律神経ではない．	2.	×
3. 筋紡錘は，侵害刺激ではなく，骨格筋の伸展に反応する．	3.	×
4. 伸張反射は骨格筋が伸展することでおこる反射であり，骨格筋の伸展によって興奮するのは筋紡錘である．伸展した骨格筋は，伸張反射によって収縮する．膝蓋腱反射がその例である．	4.	○
Step Up 筋紡錘の両端の収縮は，運動神経の一種の γ（ガンマ）運動ニューロンの興奮による．筋紡錘からの情報は，Ⅰa 群求心性神経とⅡ群求心性神経が伝える．	正解	4
Key word ▶ 筋紡錘，伸展調節，膝蓋腱反射		

11 からだの支持と運動

11-8 運動単位

運動単位を構成するのはどれか。

1. 交感神経
2. 骨格筋線維
3. 平滑筋線維
4. 感覚ニューロン

11-9 椎骨

基本知識 ▶ 椎骨の数で正しいのはどれか。

1. 頸椎は8個ある。
2. 胸椎は13個ある。
3. 腰椎は5個ある。
4. 仙椎は6個ある。

11-10 体幹の伸展

基本知識 ▶ 体幹の伸展にかかわる筋はどれか。

1. 大胸筋
2. 脊柱起立筋
3. 大腰筋
4. 腓腹筋

11-11 横隔膜

横隔膜が収縮したときにおこるのはどれか。

1. 胃が上方に動く。
2. 肺胞が収縮する。
3. 肝臓が下方に動く。
4. 胸膜腔内圧が陽圧になる。

1. 交感神経は各種内臓（血管，心臓，胃腸管，肝臓，膀胱など）を支配している。	1. ×
2. 運動単位は，1つの運動ニューロンと，それによって支配される骨格筋線維からなる。	2. ○
3. 平滑筋は自律神経（交感神経・副交感神経）によって，支配される。	3. ×
4. 運動単位は，運動ニューロンによって支配される。	4. ×
Step Up 運動単位は，α運動ニューロンとそのニューロンによって支配される骨格筋線維（錘外筋線維）群によって構成される。なお，骨格筋線維の中の錘内筋線維は，γ運動ニューロンにより支配されている。	正解 2
Key word ▶ α運動神経，骨格筋線維，錘外筋線維	

脊柱は椎骨が積み重なってできたものであり，椎骨は頸椎，胸椎，腰椎，仙椎，尾椎に区分される。椎骨の間には椎間円板がはさまっている。脊柱は全体として可動性があり，前後方向に3か所の彎曲があって体重を弾力的に支えることができる。

1. 頸椎は7個である。	1. ×
2. 胸椎は12個である。	2. ×
3. 腰椎は5個である。	3. ○
4. 仙椎は5個である。	4. ×
	正解 3
Key word ▶ 椎骨，頸椎，胸椎，腰椎，仙椎	

1. 大胸筋は，上腕の内転・前方挙上・内旋に作用する筋である。	1. ×
2. 脊柱起立筋の筋群は，後頭骨から仙骨に及ぶ広い範囲に分布し，脊柱を起立させる。	2. ○
3. 大腰筋は，股関節の屈曲に作用する。	3. ×
4. 腓腹筋は，足関節の底屈に作用する。	4. ×
	正解 2
Key word ▶ 脊柱起立筋	

1. 横隔膜は収縮すると下方に移動するため，胃は受動的に下方に動く。	1. ×
2. 横隔膜が収縮すると胸膜腔内圧は弛緩時より陰圧になるため，肺胞内に空気が入ってくる。つまり肺胞は伸展する（ふくらむ）。	2. ×
3. 横隔膜は収縮すると下方に移動するため，肝臓は受動的に下方に動く。	3. ○
4. 横隔膜は収縮すると下方に移動して胸腔を拡大させ，その結果，胸膜腔内圧は弛緩時より陰圧になる。	4. ×
Step Up 胸膜腔内圧は，臨床では胸腔内圧とよばれることが多い。	
	正解 3
Key word ▶ 横隔膜，胸膜腔内圧，腹部内臓	

11 からだの支持と運動

11-12 上腕の運動

基本知識 ▶ 上腕を横に上げるために収縮する筋はどれか。

1. 三角筋
2. 大胸筋
3. 小胸筋
4. 広背筋

11-13 筋の支配神経

三角筋の支配神経で正しいのはどれか。

1. 腋窩神経
2. 筋皮神経
3. 橈骨神経
4. 尺骨神経

11-14 前腕の筋群

前腕にある筋はどれか。2つ選べ。

1. 回外筋
2. 僧帽筋
3. 大円筋
4. 腓腹筋
5. 総指伸筋

11-15 上肢帯，上肢，前腕の筋とその作用

肘関節を伸展させるのはどれか。

1. 烏口腕筋
2. 腕橈骨筋
3. 上腕二頭筋
4. 上腕三頭筋

上腕を横に上げる運動というのは，上腕が体の中心線から遠ざかる運動であり，これを外転という。一方，上腕を脇腹に近づける運動は，上腕が身体の中心線に近づく運動であり，これを内転という。		
1. 三角筋が収縮すると，上腕が横に上がる（外転する）。	1. ○	
2. 大胸筋が収縮すると，上腕が脇腹に近づく（内転する）。	2. ×	
3. 小胸筋が収縮すると，肩甲骨が前下方に引かれる（上腕が下方回旋する）。	3. ×	
4. 広背筋が収縮すると上腕が脇腹に近づく（内転する）。	4. ×	
Key word▶三角筋，大胸筋，小胸筋，広背筋，上腕の外転	正解 1	

三角筋は肩関節を取り囲み，肩の丸みをつくる筋である。三角筋は腋窩神経に支配されており，肩関節を三角筋の前部線維は屈曲，中部線維は外転，後部線維は伸展させる。		
1. 腋窩神経（$C_{5,6}$）は，三角筋と小円筋を支配している。	1. ○	
2. 筋皮神経（C_{5-7}）は，上腕二頭筋・上腕筋・烏口腕筋を支配する。	2. ×	
3. 橈骨神経（C_5-T_1）は，上腕三頭筋・前腕の腕橈骨筋・回外筋・手関節伸筋群を支配する。	3. ×	
4. 尺骨神経（C_8-T_1）は，母指球以外の小指球，中手部の筋群と前腕の尺側手根屈筋を支配する。深指屈筋の尺側半分も支配する。	4. ×	
Key word▶腋窩神経，橈骨神経，筋皮神経，尺骨神経	正解 1	

1. 回外筋は，肘関節周辺・尺骨に起始し，橈骨上部に停止し，前腕を回外させる。前腕伸筋群に分類される。	1. ○	
2. 僧帽筋は上肢帯の筋であり，肩甲骨の挙上・下制・内転に作用する。	2. ×	
3. 大円筋は肩関節の筋であり，上肢を内転・内旋させる。	3. ×	
4. 腓腹筋は下腿の屈筋である。	4. ×	
5. 総指伸筋は前腕後面の伸筋であり，第2～5指を伸展させる。	5. ○	
前腕の前面には屈筋があり，後面には伸筋がある。おもな屈筋には，腕橈骨筋・橈側手根屈筋・尺側手根屈筋・浅指屈筋・深指屈筋がある。おもな伸筋には，総指伸筋・長橈側手根伸筋・尺側手根伸筋・回外筋がある。	正解 1, 5	
Key word▶前腕の筋群，回外筋，総指伸筋		

1. 烏口腕筋は，肩関節の屈曲に作用する。	1. ×	
2. 腕橈骨筋は，肘関節の屈曲に作用する。	2. ×	
3. 上腕二頭筋は，肘関節の屈曲と前腕の外転に作用する。	3. ×	
4. 上腕三頭筋は，肘関節の伸展に作用する。	4. ○	
Key word▶上腕二頭筋，上腕三頭筋，腕橈骨筋，烏口腕筋	正解 4	

11-16 手根骨

手根骨はどれか。2つ選べ。

1. 楔状骨
2. 舟状骨
3. 中手骨
4. 末節骨
5. 有頭骨

11-17 骨盤

骨盤について正しいのはどれか。

1. 閉鎖孔は腸骨と坐骨に囲まれている。
2. 寛骨臼と関節唇から関節窩がつくられる。
3. 恥骨下角は女性のほうが男性よりも小さい。
4. 椅子に座ったとき座面に触れるのは恥骨結節である。

11-18 股関節の屈曲

股関節の屈曲にかかわる筋はどれか。2つ選べ。

1. 広背筋
2. 中殿筋
3. 腸腰筋
4. 大腿直筋
5. 大腿二頭筋

1. 楔状骨は足根骨の1つである。		1. ×
2. 舟状骨は近位の手根骨の1つである。		2. ○
3. 中手骨は手の甲をつくる骨である。		3. ×
4. 末節骨は指骨の1つである。		4. ×
5. 有頭骨は遠位の手根骨の1つである。		5. ○
		正解 2，5

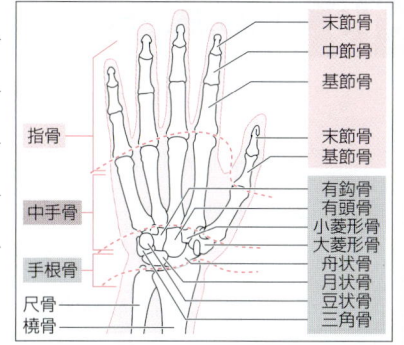

Key word ▶ 手根骨，中手骨，基節骨，中節骨，末節骨

骨盤は，脊柱の一部の仙骨（および尾骨）に左右の寛骨がつながったものである。小児では腸骨・坐骨・恥骨の3つに分かれているが，成人ではこれらの3つの骨が融合して単一の骨（寛骨）になる。腸骨・坐骨・恥骨が接する中心が，寛骨臼（股関節の関節窩）である。

1. 閉鎖孔は坐骨と恥骨に囲まれており，閉鎖動脈・閉鎖静脈・閉鎖神経が通る。男性の閉鎖孔は卵円形をしており，女性の閉鎖孔は三角形をしている。　　　　　　　　　　　　　1. ×
2. 関節窩は寛骨臼と関節唇からつくられ，関節窩に大腿骨頭がおさまることにより，股関節がつくられる。　　2. ○
3. 恥骨弓の開く角度を恥骨下角という。恥骨下角は，女性のほうが男性よりも大きく，分娩時に胎児が通りやすい構造となっている。男性の骨盤腔は漏斗のような形をしており，骨盤上口・骨盤下口は狭い。一方，女性の骨盤腔は円筒状で，骨盤上口・骨盤下口ともに広い。　　　　3. ×
4. 椅子に座ったとき座面に触れるのは坐骨結節である。　　　　　　　　　　　　4. ×

Key word ▶ 坐骨結節，恥骨下角，閉鎖孔，寛骨臼　　　　　　　　　　　　　　正解 2

---

1. 広背筋の収縮により，肩関節が内転・伸展・内旋する。	1. ×
2. 中殿筋の収縮により，股関節が外転する。	2. ×
3. 腸腰筋の収縮により，股関節が屈曲する。	3. ○
4. 大腿直筋（大腿四頭筋の1つ）の収縮により，股関節が屈曲し膝関節が伸展する。	4. ○
5. 大腿二頭筋の収縮により，股関節の伸展と膝関節の屈曲がおこる。	5. ×

股関節屈曲にかかわる筋としては，腸腰筋と大腿直筋のほか，恥骨筋や大腿筋膜張筋などがある。

正解 3，4

Key word ▶ 股関節屈曲，股関節外転，股関節伸展

11　からだの支持と運動

173

11-19　下肢の筋とその作用

下肢の筋の作用で正しいのはどれか。

1. 中殿筋・小殿筋が収縮すると股関節は外転する。
2. 大腿四頭筋が収縮すると膝関節は屈曲する。
3. 大腿二頭筋が収縮すると膝関節は伸展する。
4. 下腿三頭筋が収縮すると足関節は背屈する。

11-20　下肢帯の筋

下肢帯にある筋はどれか。

1. 広背筋
2. 腓腹筋
3. 腹横筋
4. 縫工筋
5. 梨状筋

11-21　下腿三頭筋

下腿三頭筋について正しいのはどれか。

1. 下腿三頭筋とは腓腹筋の別名である。
2. 尖足は下腿三頭筋の弛緩によっておこる。
3. 下腿三頭筋が収縮すると足関節の背屈がおこる。
4. 下腿三頭筋腱が断裂するとつま先立ちができなくなる。

11-22　足の構造と機能

足の構造と機能について正しいのはどれか。

1. 足根骨は全部で8つある。
2. 足のアーチは体重支持に作用する。
3. 距骨下関節では足の底屈が行われる。
4. 距腿関節では足指の屈伸運動が行われる。

1. 中殿筋・小殿筋は，股関節を外転させる筋である。このほかに，大腿筋膜張筋も股関節外転に関与する。	1.	○
2. 大腿四頭筋が収縮すると膝関節は伸展する。	2.	×
3. 大腿二頭筋が収縮すると膝関節は屈曲する。膝関節屈曲にかかわる筋としては，大腿二頭筋のほか，半腱様筋・半膜様筋があげられる。これら3つの筋はまとめてハムストリングスともよばれる。	3.	×
4. 下腿三頭筋が収縮すると足関節は底屈する。	4.	×
	正解	1
Key word ▶ 中殿筋，小殿筋，大腿四頭筋，大腿二頭筋，下腿三頭筋		

下肢帯の筋は，骨盤内にある腸腰筋と，骨盤外にある筋群とに分けられる。骨盤外の筋群はさらに殿筋群（大殿筋・中殿筋・小殿筋）と外旋筋群とに分けられる。外旋筋群には，梨状筋以外に，内閉鎖筋・上双子筋，下双子筋・大腿方形筋があり，いずれも骨盤下部の内面ないし側壁からおこり，大腿骨上部の後面に終わり，股関節を外旋するはたらきがある。

1. 広背筋は背部の筋である。	1.	×
2. 腓腹筋は下腿の筋である。	2.	×
3. 腹横筋は側腹部の筋である。	3.	×
4. 縫工筋は大腿の筋である。	4.	×
5. 梨状筋は骨盤の筋で，外旋筋群の1つである。	5.	○
Key word ▶ 骨盤の筋，梨状筋	正解	5

1. 下腿三頭筋は腓腹筋とヒラメ筋を合わせた総称である。	1.	×
2. 脳卒中や脳性麻痺などで下腿三頭筋が過緊張になると，足関節が底屈位に変形する尖足となる。	2.	×
3. 下腿三頭筋が収縮すると足関節の底屈がおこる。	3.	×
4. 下腿三頭筋腱はアキレス腱ともよばれる。下腿三頭筋腱が断裂すると，下腿三頭筋の作用であるつま先立ち（足関節底屈）ができなくなる。	4.	○
	正解	4
Key word ▶ 下腿三頭筋，腓腹筋，ヒラメ筋，アキレス腱，尖足		

1. 足根骨は，不規則な形の骨7個（舟状骨・距骨・踵骨・外側楔状骨・中間楔状骨・内側楔状骨・立方骨）からなる。	1.	×
2. 足のアーチには内側縦アーチ・外側縦アーチ・横アーチの3種がある。足のアーチは力学的に合理的な荷重支持に役だっており，足が体重全体を支持することを可能にしている。足のアーチを形成する骨格は靱帯で補強されており，歩行・走行時の衝撃吸収にもはたらく。	2.	○
3. 距骨下関節は，足の側縁をひるがえす運動（内反・外反）にかかわる。	3.	×
4. 距腿関節は距骨上関節ともよばれ，背屈ならびに底屈とよばれる足首の屈伸運動にかかわる。	4.	×
	正解	2
Key word ▶ 足根骨，足のアーチ，距骨下関節，距腿関節		

11 からだの支持と運動

11-23 知覚運動障害

臨床での応用

つま先をひきずって歩行しているとき，障害のある可能性が高いのはどれか。

1. 大腰筋
2. 前脛骨筋
3. 大腿四頭筋
4. 大腿二頭筋

11-24 運動

右足でガラス片を踏んだ直後の反応で正しいのはどれか。

1. 右大腿二頭筋の収縮
2. 右大腿四頭筋の収縮
3. 左大腿二頭筋の弛緩
4. 左大腿四頭筋の弛緩

11-25 運動

右足でボールを蹴る動作で正しいのはどれか。

1. 蹴った瞬間は左の大腿四頭筋は弛緩している。
2. 蹴った瞬間は右の大腿四頭筋は収縮している。
3. 蹴った瞬間は左の大腿二頭筋は弛緩している。
4. 蹴った瞬間は左の中殿筋は弛緩している。

11-26 頭蓋骨の縫合

基本知識

頭蓋骨の縫合について正しいのはどれか。

1. 矢状縫合は左右の頭頂骨の間をつなぐ。
2. 冠状縫合は頭頂骨と側頭骨の間をつなぐ。
3. 鱗状縫合は頭頂骨と後頭骨の間をつなぐ。
4. ラムダ縫合は前頭骨と頭頂骨の間をつなぐ。

1.	大腰筋は股関節を屈曲させる筋であり，足関節の運動に直接関係していない．	1. ×
2.	前脛骨筋は，足関節を背屈させる筋である．前脛骨筋支配の総腓骨神経麻痺によって，足関節の背屈運動ができなくなり，つま先をひきずる下垂足となる．	2. ○
3.	大腿四頭筋は，股関節の屈曲と，膝関節の伸展に作用する筋であり，足関節の運動には直接関係していない．	3. ×
4.	大腿二頭筋は，膝関節の屈曲と，股関節の伸展に作用する筋であり，足関節の運動には直接作用していない．	4. ×
		正解 2

Key word ▶ 歩行障害，骨格筋，足関節，背屈

1.	右足はガラス片を踏むという侵害刺激により，屈曲反射がおきる．つまり，股関節・膝関節は屈曲する．したがって，右大腿二頭筋は収縮する．	1. ○
2.	前述したように，右足は屈曲するので，右大腿四頭筋は弛緩する．	2. ×
3.	体重支持のため，左大腿二頭筋は収縮する．	3. ×
4.	左下肢は，体重支持のため，大腿二頭筋のみでなく大腿四頭筋も同時に収縮する．	4. ×
		正解 1

Key word ▶ 大腿四頭筋，大腿二頭筋，屈曲反射

1.	右足でボールを蹴った瞬間，左下肢が軸足となる．つまり，左の大腿四頭筋は収縮して体重を支える．	1. ×
2.	右足でボールを蹴った瞬間，右下肢は膝関節伸展位となっている．つまり右の大腿四頭筋は収縮している．	2. ○
3.	膝関節伸展筋である大腿四頭筋と，膝関節屈曲筋である大腿二頭筋は同時に収縮している．	3. ×
4.	ボールを蹴った瞬間，骨盤が側方にぶれないように，左中殿筋は収縮する．	4. ×
		正解 2

Key word ▶ 大腿四頭筋，大腿二頭筋

1.	矢状縫合は，左右頭頂骨の間の縫合である．	1. ○
2.	冠状縫合は，前頭骨と頭頂骨の間の縫合である．	2. ×
3.	鱗状縫合は，頭頂骨と側頭骨の間の縫合である．	3. ×
4.	ラムダ縫合は，頭頂骨と後頭骨の間の縫合である．	4. ×
Step Up 新生児では，頭蓋骨の縫合が解離しており，膜状の組織でつながっている．とくに前頭骨と左右の頭頂骨の間（大泉門）ならびに左右の頭頂骨と後頭骨の間（小泉門）は膜状組織が広がっている．そのため，頭の形をある程度かえることができ，分娩時に産道を通過しやすくなっている．また，幼児期では，脳の成長・発達が著しいため，頭蓋骨が完全に融合していないことは，脳の正常な成長・発達に都合がよい．		正解 1

Key word ▶ 冠状縫合，矢状縫合，ラムダ縫合，鱗状縫合

11 からだの支持と運動

177

11-27 咀嚼筋

咀嚼筋について正しいのはどれか。

1. 顔面神経の支配を受ける。
2. 不随意での制御は行われない。
3. 上顎を引き下げるはたらきをもつ。
4. 皮膚上から収縮を触知できる筋もある。

11-28 表情筋

表情筋について正しいのはどれか。

1. 皮膚に停止する。
2. 三叉神経支配である。
3. 目を開くときには眼輪筋が収縮する。
4. 口唇を閉じるときには口輪筋が弛緩する。

11-29 筋線維の構造

骨格筋線維の構造について正しいのはどれか。

1. Z帯はA帯にある。
2. 筋小胞体は滑面小胞体の1つである。
3. ミオシン分子の尾部はアクチンと結合して連結橋を形成する。
4. M線にはアクチンフィラメントとミオシンフィラメントがある。

11-30 骨格筋の収縮

骨格筋の収縮について正しいのはどれか。

1. 筋が収縮してもI帯の長さは一定である。
2. アクチンフィラメントでATPが分解される。
3. 筋が収縮するときはアクチンフィラメントが短縮する。
4. 筋小胞体から放出されるカルシウムはトロポニンと結合する。

1. 咀嚼筋は，三叉神経の第3枝である下顎神経によって支配されている。	1.	×
2. 咀嚼筋は随意筋であるが，咀嚼は不随意的な反射として行われる要素も多い。	2.	×
3. 咀嚼筋は上顎ではなく，下顎を引き上げるはたらきをもち，顎を閉じたり，歯をかみしめる作用がある。	3.	×
4. 咀嚼筋には咬筋・側頭筋・内側翼突筋・外側翼突筋の4つがある。側頭筋の収縮はこめかみで触知できる。咬筋は頬の後方で歯をかみしめる際に触知できる。一方，外側・内側翼突筋は下顎骨の内側面にあり，体表からは触知できない。	4.	○
	正解 4	
Key word ▶ 咀嚼筋，三叉神経，下顎，上顎		

1. 表情筋は顔の表情をつくる骨格筋であるが，骨ではなく顔面の皮膚に停止する皮下の筋群である。	1.	○
2. 表情筋の支配神経は，顔面神経である。	2.	×
3. 眼輪筋は目を閉じるときに収縮する。目を開けるときには，動眼神経に支配される上眼瞼挙筋が収縮する。	3.	×
4. 口輪筋が収縮すると口唇を閉じたり，口先をとがらせたりすることができる。	4.	×
	正解 1	
Key word ▶ 表情筋，顔面神経		

1. Z帯(Z線，Z膜)はI帯の中央部分にある。A帯の中央部分はM線とよばれる。	1.	×
2. 筋細胞の滑面小胞体を筋小胞体とよぶ。	2.	○
3. ミオシンの分子の頭部はアクチンフィラメントに付着し，連結橋をつくって収縮する。つまり，連結橋とよばれるのは，ミオシン分子の頭部である。	3.	×
4. M線の部分は，ミオシンフィラメントからのみなる。	4.	×
	正解 2	
Key word ▶ A帯，H帯，Z線，筋小胞体，連結橋		

1. 筋が収縮するとI帯は短縮する。それに対して，A帯は変化しない。	1.	×
2. ミオシン頭部がATPを分解して得たエネルギーを使って首振り運動を行う。	2.	×
3. 筋収縮は，筋フィラメント自体が短縮することなく，筋節が短縮することによる。	3.	×
4. 筋小胞体から放出されるカルシウムイオン(Ca^{2+})がトロポニンと結合すると，ミオシン頭部がアクチンと結合できる状態になる。	4.	○
	正解 4	
Key word ▶ I帯，A帯，トロポニン，カルシウムイオン		

11 からだの支持と運動

11-31 筋原線維

筋原線維の構造について正しいのはどれか。

1. 連結橋はⅠ帯に含まれる。
2. 横紋の明るい部分をA帯という。
3. Z帯から隣のZ帯までを筋節という。
4. 細い線維はミオシンフィラメントである。

11-32 骨格筋の収縮

骨格筋の収縮について正しいのはどれか。

1. エネルギーを使って筋小胞体にカルシウムをたくわえる。
2. 筋収縮の終了時に筋小胞体からカルシウムが放出される。
3. 細胞質に放出されたカルシウムはミオシンと結合する。
4. 脱分極により筋小胞体へカルシウムがとりこまれる。

11-33 骨格筋の収縮

骨格筋の収縮について正しいのはどれか。

1. カルシウムはミオシン頭部と結合する。
2. 筋の収縮がおこる前に筋線維に活動電位が生じる。
3. ミオシン頭部とアクチンの分離にATPは必要としない。
4. 活動電位の発生中にも新たな活動電位が生じることがある。

11-34 骨格筋の収縮

骨格筋の収縮について正しいのはどれか。

1. 強縮と単収縮で得られる筋の張力は等しい。
2. 単収縮が重なり大きな収縮となることを加重とよぶ。
3. 等尺性収縮とは一定の張力でおこる筋の短縮をさす。
4. 等張性収縮とは筋長が変化せずにおこる筋の収縮をさす。

1.	ミオシンフィラメントから出た突起(ミオシン分子の頭部)を**連結橋**とよび，ミオシンフィラメントは **A帯**に含まれる．**I帯**にはアクチンフィラメントが含まれ，ミオシンフィラメントは含まれない．	1. ×
2.	横紋の明るい部分は**I帯**とよばれ，暗い部分が **A帯**とよばれる．	2. ×
3.	I帯の中央部分は暗い線のように見え，これを **Z帯**(Z線，Z膜)という．Z帯から隣のZ帯までの1区間を**筋節**といい，**筋収縮**の最小単位とされる．	3. ○
4.	細い線維を構成しているのは**アクチンフィラメント**であり，太い線維を構成しているのは**ミオシンフィラメント**である．	4. ×
		正解 3

Key word ▶ 筋節，連結橋，I帯，A帯

1.	**筋小胞体**は，安静時に ATP のエネルギーを用いてカルシウムイオン(Ca^{2+})をたくわえる．	1. ○
2.	筋細胞膜に**興奮**が伝えられると，筋小胞体内に貯蔵されていた Ca^{2+} 放出される．つまり Ca^{2+} の放出は，筋収縮の**直前**におこる．	2. ×
3.	筋小胞体から放出された Ca^{2+} は**トロポニン**と結合する．	3. ×
4.	**脱分極**により筋小胞体から Ca^{2+} が放出される．	4. ×
		正解 1

Key word ▶ 筋小胞体，カルシウムイオン，トロポニン，脱分極

1.	カルシウムイオン(Ca^{2+})は**トロポニン**と結合する．その結果，トロポミオシンの位置がずれて，ミオシン頭部がアクチンと結合できるようになり，収縮がおこる．	1. ×
2.	筋線維の**収縮**は活動電位の発生のあとにおこる．この現象を**興奮収縮連関**とよぶ．	2. ○
3.	ミオシン頭部にATPが結合すると，ミオシン頭部がアクチンから離れて**弛緩**がおこる．	3. ×
4.	活動電位の発生中は**不応期**となり，新たな活動電位は発生しない．	4. ×
		正解 2

Key word ▶ ミオシン，アクチン，興奮収縮連関，不応期

1.	**強縮**とは**単収縮**が加重したものであり，単収縮より大きな**張力**を得ることができる．	1. ×
2.	筋に連続した刺激が加わると，**単収縮**が重なることで大きな収縮となる現象を**加重**という．	2. ○
3.	張力が変化しないような筋の収縮様式を**等張性収縮**(等張力性収縮)という．	3. ×
4.	筋長が変化しないような筋の収縮様式を**等尺性収縮**とよぶ．	4. ×
Step Up ▶ 運動の主動筋と拮抗筋とが同時に張力を発生させている状態を同時収縮(共収縮)とよび，姿勢の保持にかかわっている．		
		正解 2

Key word ▶ 強縮，等張性収縮，等尺性収縮，同時収縮

11 からだの支持と運動

11-35 骨格筋の張力

骨格筋の張力について正しいのはどれか。

1. 活動張力は生体長で最大である。
2. 活動張力は筋節の長さに比例する。
3. 静止張力は伸展時に最小である。
4. 静止張力は筋節の長さに反比例する。

11-36 筋の収縮

筋の収縮について正しいのはどれか。

1. 心筋の収縮は自律神経によって調節されている。
2. 運動単位は1つの筋線維と複数の運動神経からなる。
3. 心筋線維の単収縮の持続時間は骨格筋線維とほぼ同じである。
4. 骨格筋を支配する運動神経の終末からはノルアドレナリンが放出される。

11-37 平滑筋

平滑筋について正しいのはどれか。

1. 消化管壁の筋はすべて平滑筋である。
2. 平滑筋の収縮は副交感神経のみによって調節される。
3. 末梢の動脈壁の平滑筋が収縮すると動脈圧が上昇する。
4. 胃腸管の平滑筋はノルアドレナリンを作用させると収縮する。

11-38 平滑筋

平滑筋について正しいのはどれか。

1. 横紋構造をもつ。
2. すべてが律動的な活動を続けている。
3. 細胞質のカルシウム濃度上昇により収縮する。
4. トロポニンとカルシウムの結合により収縮が開始する。

1.	活動張力(収縮によって発生する力)は，生体長(生体内で無負荷の筋の長さ)付近で最大となる。	1.	○
2.	活動張力は，生体長での筋節の長さより短くても長くても，小さくなる。	2.	×
3.	静止張力(引っぱりに抵抗する力)は，生体長付近から発生しはじめ，伸展に応じて増加する。	3.	×
4.	静止張力は，生体長付近から発生しはじめ，伸展すればするほど増大する。つまり，筋節の長さが長くなるほど，大きくなる。	4.	×
		正解 1	
Key word ▶ 静止張力，活動張力，生体長，筋節			

1.	心筋や平滑筋の収縮は自律神経によって調節される。心筋の場合，交感神経によって収縮力は増強する。	1.	○
2.	運動単位は，1個の運動神経と，それに支配されている複数の筋線維からなる。	2.	×
3.	単収縮の持続時間は骨格筋が最も短く，心筋，平滑筋の順に長くなる。	3.	×
4.	運動神経終末からはアセチルコリンが放出され，これが筋細胞膜のアセチルコリン受容体に結合すると，骨格筋線維に活動電位が発生する。	4.	×
		正解 1	
Key word ▶ 心筋，単収縮の持続時間，運動単位，運動神経終末			

1.	外肛門括約筋や食道上部は横紋筋である。	1.	×
2.	平滑筋の収縮は交感神経によっても調節される。たとえば，胃腸管の平滑筋収縮は副交感神経の興奮によって促進され，交感神経の興奮によって抑制される。	2.	×
3.	末梢の動脈壁の平滑筋が収縮すると，血管径が小さくなって末梢血管抵抗が高くなるため，動脈圧が上昇する。	3.	○
4.	胃腸管の平滑筋はノルアドレナリンを作用させると弛緩し，アセチルコリンを作用させると収縮する。	4.	×
		正解 3	
Key word ▶ 平滑筋，ノルアドレナリン，自律神経			

1.	骨格筋は横紋構造をもつが，平滑筋には横紋構造はない。	1.	×
2.	腸管のように律動的に収縮するものもあるが，血管のように刺激により収縮を生ずるものもある。	2.	×
3.	筋小胞体からカルシウムイオン(Ca^{2+})が放出され，細胞質での濃度上昇がおこると収縮が始まる。	3.	○
4.	平滑筋にはトロポニンが存在せず，カルモジュリンにより平滑筋の収縮がおこる。平滑筋の収縮そのものは，骨格筋と同様に，アクチンフィラメントとミオシンフィラメントの連結により行われる。	4.	×
		正解 3	
Key word ▶ 平滑筋，カルシウムイオン，カルモジュリン			

12 神経系の構造と機能

12-1 神経細胞の構造

基本知識 ▶ 中枢神経の軸索の髄鞘を形成する細胞はどれか。

1. 神経細胞
2. シュワン細胞
3. 星状グリア細胞
4. 稀突起グリア細胞

12-2 静止電位と活動電位

基本知識 ▶ 静止電位と活動電位について正しいのはどれか。

1. 静止電位は細胞内を基準として細胞外の電位を測定したものである。
2. 静止電位はおもにカリウムチャネルが閉じていることにより形成される。
3. 刺激強度がどれだけ強いかによって活動電位の大きさが決まる。
4. 活動電位のオーバーシュートでは膜電位はプラスになる。

12-3 興奮の伝導

基本知識 ▶ 活動電位の伝導について正しいのはどれか。

1. 一方向性である。
2. 長距離の軸索を伝導する間に減衰する。
3. 活動電位は隣接する神経線維に移らない。
4. 伝導速度は神経線維の太さによらず一定である。

1. 神経系をつくる神経組織には，信号を運ぶ神経細胞（ニューロン）と，それを支える支持細胞がある。	1.	×
2. シュワン細胞は，末梢神経で髄鞘を形成する。	2.	×
3. 星状グリア細胞は支持細胞の1つで，毛細血管と神経細胞の間にあり，神経細胞内外の電解質やシナプスでの伝達物質の調整をつかさどる。	3.	×
4. 稀突起グリア細胞は支持細胞の1つで，中枢神経での軸索の髄鞘を形成する。	4.	○
	正解 4	

Key word ▶ 髄鞘，支持細胞，シュワン細胞，グリア細胞

1. 静止電位（静止膜電位）や活動電位などの膜電位は，細胞外をゼロ（基準）とし，細胞内が何 mV かを測定している。	1.	×
2. 細胞内外のイオン濃度差により静止電位が形成される。細胞内にはカリウムイオン（K^+）が多く，細胞外ではナトリウムイオン（Na^+）と塩化物イオン（Cl^-）が多い。静止電位は，カリウムチャネルが開口していることで形成される。	2.	×
3. 活動電位は全か無かの法則に従い，刺激強度にかかわらず一定の大きさである。	3.	×
4. 膜電位が，0 mV をこえてプラスに転じることをオーバーシュートといい，活動電位でみられる。	4.	○
	正解 4	

Key word ▶ 静止電位，活動電位

1. 神経線維の途中で活動電位が発生すると，線維の長軸に沿って活動電位が生じたところから両方向に伝えられる（両方向伝導）。	1.	×
2. 活動電位は減衰することなく遠隔部へと伝導する（不減衰伝導）。	2.	×
3. 複数の神経線維が隣接していても，1本の神経線維の活動電位が別の神経線維に伝わることはない（絶縁性伝導）。	3.	○
4. 伝導速度は，神経線維が太いほど速くなる。	4.	×
	正解 3	

Key word ▶ 両方向伝導，不減衰伝導，絶縁性伝導

12 神経系の構造と機能

12-4 興奮の伝導

基本知識

興奮の伝導について正しいのはどれか。

1. 伝導に伴って興奮は減衰する。
2. ランヴィエ絞輪は絶縁体である。
3. 跳躍伝導は無髄神経でみられる。
4. 伝導速度は神経線維が太いほど速い。

12-5 興奮の伝導

興奮の伝導の機序について正しいのはどれか。

1. 興奮部の細胞内の電位は負となる。
2. 伝導は必ず中枢側から末梢側へと進む。
3. 外向きの局所電流により未興奮部が脱分極する。
4. 局所電流は軸索内を未興奮部から興奮部へと流れる。

12-6 シナプス伝達

興奮性シナプスにおける伝達で最初におこるのはどれか。

1. シナプス間隙に神経伝達物質が放出される。
2. 神経伝達物質がシナプス後細胞の細胞膜にある受容体に結合する。
3. シナプス後細胞のイオンチャネルが開口してナトリウムイオンが流入する。
4. シナプス前細胞の神経終末に活動電位が到達してカルシウムイオンが流入する。

1.	興奮の伝導は減衰することがないため，神経線維の遠い部位まで伝わる。	1. ×
2.	有髄神経の髄鞘は絶縁性が高く，数 mm ごとに髄鞘がなく神経線維が露出した部分があり，この部分で跳躍伝導がおこる。	2. ×
3.	有髄神経で跳躍伝導がみられる。	3. ×
4.	有髄神経も無髄神経も，太い神経線維は細いものより伝導速度が速い。	4. ○
Step Up 神経線維のうち A 線維とよばれるものは，太いものから α，β，γ，δ の 4 種類に分けられる。したがって，太い Aα 線維のほうが細い Aδ 線維より伝導速度は速い。		正解 4
Key word ▶ 伝導，有髄神経，無髄神経，跳躍伝導		

神経線維の一部で活動電位が発生すると，興奮部とそれに隣接する未興奮部とで電位差が発生する。これにより興奮部から未興奮部へと流れる局所電流が発生し，局所電流は未興奮部においては細胞内から外への外向き電流となる。この外向き電流により，未興奮部は脱分極し，膜電位が閾値をこえると新たな活動電位が発生する。この繰り返しにより，興奮が伝導していく。

1.	興奮部では，細胞内外の電位が逆転し，細胞内が正となる。これにより興奮部と未興奮部との間に電位差が生じ，局所電流が発生する。	1. ×
2.	生体内では，体性運動神経は中枢側から末梢側へ，体性感覚神経では末梢側から中枢側へと活動電位が伝導する。	2. ×
3.	未興奮部に外向き電流が流れることで，未興奮部の膜が脱分極し，閾値をこえると活動電位が発生する。	3. ○
4.	活動電位が発生することで興奮部の細胞内は正となり，未興奮部は負であることから電位差が生じ，軸索内を興奮部から未興奮部へ局所電流が流れる。	4. ×
Key word ▶ 局所電流，外向き電流，活動電位		正解 3

1.	選択肢のなかでは 2 番目におこる。シナプス前細胞の終末部にカルシウムイオン(Ca^{2+})が流入することで，シナプス小胞がシナプス前膜に移動し，特殊なタンパク質と結合することで膜と癒合し，シナプス間隙に神経伝達物質が放出される。	1. ×
2.	選択肢のなかでは 3 番目におこる。シナプス間隙に放出された神経伝達物質は，拡散し，シナプス後細胞の細胞膜上の受容体に結合する。	2. ×
3.	選択肢のなかで最後におこる。神経伝達物質が受容体に結合することで，その刺激がイオンチャネルに伝えられ，ナトリウムチャネルが開くと細胞内にナトリウムイオン(Na^+)が流入し，シナプス後細胞に活動電位が発生する。	3. ×
4.	選択肢のなかでまず最初におこる。活動電位がシナプス前細胞の末端部に伝導してくると，カルシウムチャネルが開いて，Ca^{2+} が流入する。	4. ○
Step Up シナプス伝達では神経伝達物質がシナプス間隙を拡散し，受容体に結合することで情報が伝えられるので，電気的な伝導と比べて時間がかかる。これをシナプス遅延という。		正解 4
Key word ▶ シナプス，神経伝達物質，伝達		

12 神経系の構造と機能

12-7 運動神経の神経伝達物質

運動神経の神経伝達物質はどれか。

1. セロトニン
2. ドーパミン
3. γ-アミノ酪酸
4. アセチルコリン
5. ノルアドレナリン

12-8 神経系の構造

基本知識

神経系の構造で正しいのはどれか。

1. 脳神経は中枢神経である。
2. 脊髄神経は中枢神経である。
3. 自律神経は中枢神経である。
4. 体性神経には運動神経と感覚神経がある。

12-9 脳の構造と機能

神経細胞の細胞体を豊富に含む部位はどれか。

1. 脳　梁
2. 白　質
3. 灰白質
4. 中脳水道

12-10 中枢神経系の構造

中枢神経系の構造で正しいのはどれか。

1. 脳幹は小脳と中脳からなる。
2. 間脳は視床と視床下部からなる。
3. 大脳の表層は白質で，その内側に黒質がある。
4. 脊髄の表層は灰白質で，その内側に白質がある。

1.	セロトニン神経の細胞体は脳幹に集中するが，神経線維は脳全体に分布し，本能行動や情動，認知機能に関与する。	1. ×
2.	ドーパミンは，おもに黒質や線条体，中脳の伝達物質としてはたらく。	2. ×
3.	γ-アミノ酪酸(GABA)は，脳内における主要な抑制性伝達物質である。	3. ×
4.	アセチルコリンは，運動神経の伝達物質である。また交感神経の節前線維および副交感神経の節前・節後線維終末からも放出される。	4. ○
5.	ノルアドレナリンは，交感神経節後線維の末端から放出される。	5. ×
		正解 4
	Key word ▶ 神経伝達物質，アセチルコリン	

1.	脳は中枢神経であるが，脳神経は末梢神経で 12 対ある。	1. ×
2.	脊髄は中枢神経であるが，脊髄から出ている脊髄神経は末梢神経であり，31 対ある。	2. ×
3.	自律神経は，末梢神経に含まれる。	3. ×
4.	体性神経には運動神経と感覚神経とがある。体性神経は，自律神経とともに末梢神経に含まれる。	4. ○
		正解 4
	Key word ▶ 中枢神経，末梢神経，体性神経，自律神経	

1.	脳梁は大脳縦裂の深部にあり，左右の大脳半球をつなぐ神経線維の集まりによる板状の構造である。	1. ×
2.	大脳半球の内部を占める白質は，有髄神経線維の密な集まりである。	2. ×
3.	大脳の表層は，神経細胞の集まる厚さ数 mm の灰白質でおおわれていて，大脳皮質とよばれる。	3. ○
4.	中脳水道は，第三脳室と第四脳室をつなぐ管であり，シルヴィウス管ともよばれる。	4. ×
脳および脊髄の灰白質には神経細胞の細胞体があり，白質には軸索が通っている。白質には軸索線維が密に集まり，光が乱反射するため白く見える。		正解 3
	Key word ▶ 白質，灰白質，中脳水道	

1.	脳幹は，中脳・橋・延髄からなり，大脳皮質と脊髄の間の通路である。脳神経の神経核や，意識・呼吸・循環などの中枢がある。	1. ×
2.	間脳は，視床と視床下部からなる。視床は感覚神経の中継所で，視床下部は生命維持に不可欠な本能行動や，情動行動，体温調節中枢，性中枢，摂食・満腹中枢，飲水中枢のほか，内分泌機能の調整などの自律神経の中枢がある。	2. ○
3.	大脳の表層は，神経細胞の集まる厚さ数 mm の灰白質でおおわれていて，大脳皮質とよばれる。その下には神経線維の集まる白質が広がる。黒質は大脳基底核の一部である。	3. ×
4.	脊髄の断面を見ると，神経細胞が集まった H 字型の灰白質のまわりを神経線維の集まった白質が取り囲んでいる。白質と灰白質の位置関係は大脳とは逆である。	4. ×
	Key word ▶ 大脳，間脳，脳幹，脊髄	正解 2

12 神経系の構造と機能

12-11 小脳の構造と機能

小脳について正しいのはどれか。

1. 赤核がある。
2. 運動の学習に関与する。
3. 皮質は6層構造になっている。
4. 上下2対の小脳脚で脳幹と連結している。

12-12 小脳の機能

小脳の機能について正しいのはどれか。2つ選べ。

1. 姿勢の調節
2. 随意運動の制御
3. 振動感覚の中継
4. 下行性の疼痛抑制
5. 瞳孔の大きさの調節

12-13 間脳の構造

基本知識

間脳に含まれるのはどれか。

1. 視　床
2. 中　脳
3. 下垂体
4. 大脳基底核

12-14 大脳新皮質の構造と機能

大脳新皮質について正しいのはどれか。

1. 聴覚野は後頭葉にある。
2. 体性運動野は中心後回にある。
3. 体性感覚野は中心前回にある。
4. ヒトでは連合野が発達している。

小脳は，運動系の統合的な調整を行っている。このため運動野からの情報だけではなく，平衡感覚や体性感覚情報も受け取り，これらの情報を統合して円滑な運動の調整を行っている。	
1. 赤核は，中脳にある灰白質で，機能的に錐体外路系に属する。	1. ×
2. 運動の計画・遂行に大きな役割をもち，平衡や姿勢の制御にもはたらく。最近では反復して得られる運動の学習にも関与していると考えられている。	2. ○
3. 内部は皮質（灰白質）と髄質（白質）からなり，皮質は3層構造でそれぞれに神経細胞が並ぶ。6層構造がみられるのは，大脳皮質である。	3. ×
4. 小脳は，上・中・下3対の小脳脚により中脳・橋・延髄と連結する。	4. ×
Key word ▶ 小脳，小脳脚，運動の学習	正解 2

1. 小脳は，平衡感覚や体性感覚の情報を受け取り，身体の平衡および運動・姿勢の制御を行う。	1. ○
2. 小脳は，運動指令と感覚情報とを統合し，随意運動の制御を行う。	2. ○
3. 振動感覚は，ファーテル-パチニ小体によりとらえられ，延髄で中継され，大脳皮質の感覚野に伝えられる。	3. ×
4. 下行性の疼痛抑制には，視床下部・脳幹・脊髄のセロトニン神経系とノルアドレナリン神経系が関与する。	4. ×
5. 対光反射の求心路は，網膜から中脳の視蓋前野へ，遠心路は動眼神経に含まれる副交感神経線維と毛様体神経節を経由して虹彩の瞳孔収縮筋までである。	5. ×
Key word ▶ 小脳，姿勢の調節，運動の調節	正解 1，2

1. 間脳は，視床と視床下部よりなる。視床は脊髄・延髄から大脳皮質へ向かう感覚神経の中継路である。視床下部は，内分泌や自律神経系の上位中枢で，情動行動にも関与する。	1. ○
2. 中脳は，橋・延髄とともに脳幹の一部である。	2. ×
3. 下垂体は，視床下部から指令を受け，ホルモンを分泌する。	3. ×
4. 大脳基底核は，大脳の深部にあり，錐体外路系に属する中枢として，運動の調整を行う。	4. ×
Key word ▶ 間脳，視床，視床下部	正解 1

運動野は前頭葉に，感覚野は頭頂葉に，聴覚野は側頭葉に，視覚野は後頭葉にあるが，それぞれ独立して機能しているだけでなく，複雑なネットワークにより連合野を形成し，互いに情報のやり取りをして機能している。	
1. 聴覚野は，側頭葉上部にある。	1. ×
2. 体性運動野は，前頭葉の後端部で，中心前回（中心溝のすぐ前）にある。	2. ×
3. 体性感覚野は，頭頂葉の前端部で，中心後回（中心溝のすぐ後）にある。	3. ×
4. ヒトでは連合野が大きく発達しており，これにより情報を統合して学習・記憶・判断・認知・言語などの高次脳機能が営まれる。	4. ○
Key word ▶ 体性運動野，体性感覚野，連合野	正解 4

12 神経系の構造と機能

12-15 本能行動の中枢

摂食行動異常と性行動異常がみられたとき，障害されたのはどれか。

1. 海　馬
2. 視　床
3. 視床下部
4. 大脳基底核

12-16 大脳基底核の機能

臨床での応用 ▶

大脳基底核について正しいのはどれか。

1. 海馬が含まれる。
2. 錐体路の一部を構成する。
3. 線条体は淡蒼球と被殻からなる。
4. パーキンソン病は基底核が障害されると発症する。

12-17 言語中枢の構造と機能

感覚性言語野について正しいのはどれか。

1. 前頭葉にある。
2. ブローカ中枢である。
3. 障害により話し方がゆっくりになる。
4. 障害により意味が通じないことを話すようになる。

12-18 言語中枢の構造と機能

運動性言語野について正しいのはどれか。

1. 上側頭回にある。
2. ウェルニッケ中枢である。
3. 障害により発語ができなくなる。
4. 障害により言語の理解ができなくなる。

1. 海馬は，大脳皮質連合野からの情報を受け取り，記憶としてたくわえるはたらきを行う。	1.	×
2. 視床は，感覚神経の中継路である。	2.	×
3. 視床下部には，摂食中枢と満腹中枢，飲水中枢，性中枢など，本能行動に関する中枢がある。また情動行動の中枢もある。	3.	○
4. 大脳基底核は随意運動の調節を行い，機能的に錐体外路系に属する。	4.	×
	正解 3	
Key word ▶ 大脳基底核，視床，視床下部，錐体外路系		

1. 大脳半球の深部にある灰白質のかたまりで，尾状核・レンズ核・扁桃体からなる。	1.	×
2. 大脳基底核は，筋緊張をコントロールし，運動を円滑に行うように調整している。機能的に錐体外路系に属する。	2.	×
3. 淡蒼球と被殻からなるのはレンズ核である。線条体は尾状核と被殻からなる。	3.	×
4. 大脳基底核に病変があると，ハンチントン病(不随意運動，筋緊張の低下)や，パーキンソン病(筋固縮，運動の減少，四肢振戦)となる。	4.	○
	正解 4	
Key word ▶ 大脳基底核，尾状核，被殻，筋緊張，ハンチントン病，パーキンソン病		

感覚性運動野(ウェルニッケ中枢)は，視覚と聴覚による言語情報の処理に関係する。ここが障害されると，話すこと自体はできるが，意味が通じないことをしゃべったり，相手のことばの意味が理解できなくなる。		
1. 上側頭回の後方にある。	1.	×
2. ウェルニッケ中枢である。ブローカ中枢は運動性言語野である。	2.	×
3. 運動性言語野の障害でみられる。	3.	×
4. 感覚性言語野(ウェルニッケ中枢)の障害では，発語はできるが，言葉の意味が理解できず，会話がなりたたない。	4.	○
	正解 4	
Key word ▶ 感覚性言語野，ウェルニッケ中枢		

優位の大脳半球連合野には，運動性言語野(ブローカ中枢)と感覚性言語野(ウェルニッケ中枢)の2つの言語中枢がある。		
1. 上側頭回には聴覚野と感覚性言語野(ウェルニッケ中枢)がある。	1.	×
2. ウェルニッケ中枢は，感覚性言語野である。	2.	×
3. 運動性言語野が障害されると，発語に必要な筋の運動が障害されるため，発語できなくなる。	3.	○
4. 言語の理解ができなくなること(感覚性失語)は，感覚性言語野(ウェルニッケ中枢)の障害でみられる。発語ができても相手の言葉が理解できず，会話が成立しない。	4.	×
	正解 3	
Key word ▶ 運動性言語野，ブローカ中枢，感覚性言語野		

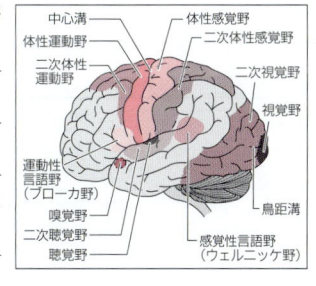

12-19 前頭葉の機能

臨床での応用

前頭葉の障害に伴う症状で正しいのはどれか。2つ選べ。

1. 視覚障害
2. 感覚性失語
3. 人格の変化
4. 自発性の欠乏
5. 平衡機能障害

12-20 頭頂葉の機能

臨床での応用

頭頂葉が障害されるとあらわれる症状はどれか。

1. 視野障害がおきる。
2. 安定して立っていられない。
3. 言葉をなめらかに話せなくなる。
4. 閉眼状態で手にしたものを言いあてられない。

12-21 脳の障害

臨床での応用

脳血管障害の症状として正しいのはどれか。

1. 小脳梗塞により運動麻痺がおきた。
2. 脳幹部出血により呼吸が停止した。
3. 視床出血により片側の運動麻痺がおきた。
4. 大脳皮質後頭葉の虚血により失語が発症した。

1. 視覚中枢は後頭葉にあり，前頭葉の障害で視覚障害とはならない。	1. ×
2. 感覚性失語症は，側頭葉後部にある感覚性言語野の障害による。	2. ×
3. 行動の計画や実行機能，人格形成に深く関与する前頭連合野は，前頭葉の前方部分にある。	3. ○
4. 前頭連合野の障害では，自発性の欠如がみられる。	4. ○
5. 平衡機能障害は，小脳の障害でみられる。	5. ×
	正解 3，4
Key word ▶ 後頭葉，前頭連合野	

1. 視覚野がある後頭葉の障害でおきる。	1. ×
2. 小脳の障害によりおきる。	2. ×
3. 前頭野下方の運動性言語野の障害でおきる。	3. ×
4. 視覚からの情報に頼らず，手にしたものを言いあてるためには，手指による触覚が重要になる。頭頂葉の中心後回には体性感覚野があり，ここに障害がおきると触覚に異常があらわれる。	4. ○
	正解 4
Key word ▶ 頭頂葉，体性感覚野，中心後回	

基礎的な中枢神経の各部位の機能の知識から，その障害によってなにがおこるか考えることが，臨床では重要である。	
1. 小脳では，運動系の統合的な調節を行う。小脳に障害がおこると，平衡障害・筋緊張障害のほか，筋収縮のタイミングがおくれるなどの運動障害が生じるが，運動麻痺はおこらない。	1. ×
2. 脳幹には，循環中枢や呼吸中枢，消化に関する中枢，排尿中枢など，生命維持に必要な機能の中枢があり，ここに出血がおこると呼吸停止を含む重篤な障害がみられる。	2. ○
3. 運動神経線維は，視床の外側の内包を下行するため，視床出血では感覚障害がおこるが，運動麻痺はみられない。	3. ×
4. 後頭葉には視覚野が存在する。失語は，前頭連合野にある運動性言語野（ブローカ中枢）の障害でみられる。	4. ×
Key word ▶ 脳幹，視床，小脳，後頭葉	正解 2

12 神経系の構造と機能

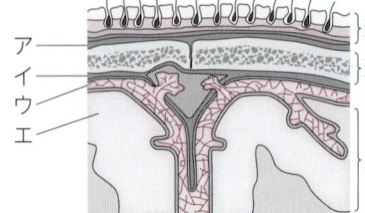

12-22 脳の構造と機能

脳と脊髄を包む膜について正しいのはどれか。

1. 軟膜は脳脊髄液を産生する。
2. 軟膜は血液脳関門として機能する。
3. クモ膜下腔は脳脊髄液で満たされている。
4. 硬膜と頭蓋内面の骨膜との間にはサーファクタントが存在する。

12-23 クモ膜下出血

臨床での応用

中大脳動脈の動脈瘤破裂によって出血がおこる部位はどれか。

1. ア
2. イ
3. ウ
4. エ

12-24 脊髄神経の構造と機能

脊髄神経について正しいのはどれか。

1. 全部で左右 12 対ある。
2. 感覚神経は脊髄前根に入る。
3. 運動神経の細胞体は脊髄神経節にある。
4. 腕神経叢は頸神経から胸神経にまたがる。

12-25 腕神経叢の構造と機能

臨床での応用

麻痺すると下垂手を生じるのはどれか。

1. 尺骨神経
2. 正中神経
3. 橈骨神経
4. 総腓骨神経

	脳は3つの膜(軟膜・クモ膜・硬膜)に加えて，脳脊髄液と頭蓋骨の5層によりまもられている。	
1.	軟膜は髄膜の最内層で，脊髄と脳の表面に密着している。脳脊髄液は，4つの脳室表面の脈絡叢により産生される。	1. ×
2.	脳血液関門は，脳毛細血管のタイト結合に由来する。このため水やO_2，CO_2といった呼吸性ガスを除けば，脳内への物質透過は，ほかの組織に比べて著しく制限されている。	2. ×
3.	クモ膜は，硬膜と軟膜をつなぐやわらかい結合組織の膜で，クモ膜下腔は脳脊髄液で満たされている。	3. ○
4.	脳の硬膜は，頭蓋内面の骨膜と緊密に密着している。サーファクタントは肺胞の内面にある界面活性物質である。	4. ×
	Key word ▶ 硬膜，クモ膜，軟膜，血液脳関門	正解 3

1.	アでの出血は，皮下出血である。	1. ×
2.	イは硬膜である。	2. ×
3.	ウはクモ膜下腔であり，中大脳動脈の破裂によりクモ膜下出血がおこる。	3. ○
4.	エは脳実質であり，脳内出血は脳実質内の動脈の破綻によりここでおこる。	4. ×
		正解 3
	Key word ▶ 中大脳動脈，軟膜，クモ膜，硬膜	

1.	脊髄神経は31対あり，頸神経(8対，C_1～C_8)，胸神経(12対，T_1～T_{12})，腰神経(5対，L_1～L_5)，仙骨神経(5対，S_1～S_5)，尾骨神経(1対，C_0)に分けられる。脳神経は，12対である。	1. ×
2.	末梢からの感覚神経は，脊髄後根神経節を経て，脊髄後根に入る。運動神経は，脊髄前根から出る。	2. ×
3.	運動神経の細胞体は，脊髄前角に存在する。	3. ×
4.	腕神経叢は，C_5～T_1の前枝がつくる神経叢である。	4. ○
		正解 4
	Key word ▶ 脊髄神経，神経叢	

1.	尺骨神経は指と指の間の虫様筋や骨間筋を支配し，麻痺すると鷲手がみられる。	1. ×
2.	正中神経は肘前面のほぼ中央を走行する神経で，前腕の屈筋と母指球筋を支配し，障害により猿手や母指球筋萎縮がみられる。	2. ×
3.	橈骨神経は上腕骨後方を走行し，上腕と前腕の伸筋を支配する。前腕や手関節，母指などの伸展や外転運動をつかさどり，麻痺により下垂手がみられる。	3. ○
4.	総腓骨神経は，坐骨神経の分枝で脛骨神経とならぶ下腿の太い神経束で，下腿前面の伸筋群と外側面の腓骨筋群を支配する。障害により下垂足や足背の感覚障害を引きおこす。	4. ×
		正解 3
	Key word ▶ 尺骨神経，正中神経，橈骨神経，下垂手，総腓骨神経，下垂足	

12 神経系の構造と機能

12-26 脊髄神経の構造と機能

下腿後面の屈筋群を支配するのはどれか。

1. 脛骨神経
2. 閉鎖神経
3. 大腿神経
4. 深腓骨神経

12-27 脊髄神経の支配領域

脊髄神経で手の第1指を支配するのはどれか。

1. C_6
2. C_8
3. T_4
4. T_{10}

12-28 脳神経の構造と機能

基本知識

副交感神経を含む脳神経はどれか。

1. 滑車神経
2. 三叉神経
3. 舌下神経
4. 迷走神経

1. 脛骨神経は膝窩部の上方で坐骨神経から分かれ，下腿後面の屈筋群を支配する。	1. ○
2. 閉鎖神経は大腿の内転筋群を支配する。	2. ×
3. 大腿神経は大腿前面の伸筋群を支配する。	3. ×
4. 深腓骨神経は下腿前面の伸筋群を支配する。	4. ×
	正解 1

Key word ▶ 脛骨神経，閉鎖神経，大腿神経，深腓骨神経

脊髄神経の分布は，C_6（母指），C_8（小指），T_4（乳頭部），T_{10}（臍部），L_1（鼠径部），L_5（第1趾），S_1（第5趾）と大まかに覚えておくとよい。なお，顔面の皮膚感覚は三叉神経が，表情筋は顔面神経がつかさどる。これらは，たとえば脊髄損傷の患者の症状から，どのレベルが障害されているのかを判断する目安となる。

1. C_6は，上肢外側から第1指（母指）を支配する。	1. ○
2. C_8は，第5指（小指）を支配する。	2. ×
3. T_4は，体幹の乳頭部を支配する。	3. ×
4. T_{10}は，体幹の臍部の高さに担当する。	4. ×
	正解 1

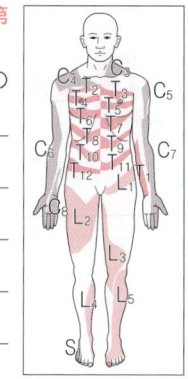

Key word ▶ 脊髄神経，皮膚分節

脳神経で副交感神経を含むものは，動眼神経・顔面神経・舌咽神経・迷走神経の4つである。これらの神経に加え，骨盤内臓神経も骨盤内臓器（直腸の一部や泌尿器，生殖器）に向かう副交感神経を含む。

1. 滑車神経は，動眼神経・外転神経とともに眼球運動をつかさどる脳神経である。	1. ×
2. 三叉神経は，顔面の感覚や咀嚼筋群を支配する体性感覚性と体性運動性からなる脳神経である。	2. ×
3. 舌下神経は，舌筋（外舌筋と内舌筋）を支配する体性運動性の脳神経である。	3. ×
4. 迷走神経は，胸腹部内臓の副交感神経線維，咽頭・喉頭の運動と感覚を支配する（副交感性・体性運動性・体性感覚性）脳神経である。	4. ○
	正解 4

Key word ▶ 脳神経，副交感神経

12 神経系の構造と機能

12-29 脳神経の機能

脳神経とその機能について正しいのはどれか。

1. 動眼神経は対光反射に関与する。
2. 三叉神経は顔面の表情筋を支配する。
3. 舌下神経は舌後半の味覚に関与する。
4. 迷走神経は胸腹部内臓の交感神経である。

12-30 脳波

脳波について正しいのはどれか。

1. $α$ 波は 4～8 Hz の波である。
2. 睡眠時の脳波は平坦になる。
3. 振幅数十 mV の脳波が記録できる。
4. 注意の集中により $β$ 波が出現する。

12-31 レム睡眠

レム睡眠について正しいのはどれか。

1. 骨格筋は弛緩する。
2. 心拍数は安定する。
3. 脳波は徐波を示す。
4. 睡眠 4 期の次にみられる。

12-32 記憶

記憶について正しいのはどれか。

1. 短期記憶は分単位のものである。
2. 長期記憶には後頭葉や脳幹も関与する。
3. 海馬が障害されても短期記憶は正常である。
4. 反復しても短期記憶が長期記憶に変化することはない。

1.	動眼神経の副交感神経線維は，毛様体神経節を経て，瞳孔括約筋と毛様体筋に分布する．眼に光があたったとき縮瞳するのは，動眼神経のはたらきである．	1. ○
2.	三叉神経は，顔面の体性感覚と咀嚼筋を支配する．	2. ×
3.	舌下神経は，舌筋を支配する体性運動神経である．	3. ×
4.	迷走神経は，胸腹部内臓の副交感神経で，また咽頭・喉頭の運動と感覚を支配する．	4. ×
		正解 1
Key word ▶ 脳神経，動眼神経，三叉神経，舌下神経，迷走神経		

1.	α波は，安静覚醒時にみられる周波数 8〜13 Hz（1 秒間に 8〜13 の山が出現することを意味する）の波である．	1. ×
2.	睡眠期に応じて，脳波は周波数がゆっくりとなる（徐波化）が，平坦になることはない．脳死では平坦な脳波が記録される．	2. ×
3.	電極を頭皮上のきめられた部位に接置して記録される脳波の振幅は，数十 μV（マイクロボルト）である．	3. ×
4.	安静覚醒時には 8〜13 Hz の波（α波）が記録される．この覚醒状態でも暗算をするなどにより注意を集中すると，β波という 13 Hz 以上の低い振幅の波が出現する．	4. ○
		正解 4
Key word ▶ 脳波，覚醒，睡眠		

1.	レム睡眠期では，全身の骨格筋（なかでも抗重力筋）が弛緩する．	1. ○
2.	レム睡眠期では，心拍数や呼吸数が増加し，男性では陰茎の勃起がおこる．夢をみているのもこの時期である．	2. ×
3.	レム睡眠期では，覚醒時と似た脳波があらわれ，逆説睡眠ともいわれる．徐波は，ノンレム睡眠期の脳波としてみられる．	3. ×
4.	入眠後，1 期からしだいに深い睡眠の 4 期となり，再び浅い睡眠となり，2 期のあとにレム睡眠期があらわれ，また 2 期から徐々に睡眠は深くなる．これは 90 分周期でおこり，一晩の睡眠で 4〜5 回繰り返す．	4. ×
		正解 1
Key word ▶ レム睡眠，ノンレム睡眠，徐波		

1.	短期記憶は数秒間だけ保持される記憶で，つぎつぎに新しい情報が入力されるため忘却される．	1. ×
2.	長期記憶には，側頭葉や間脳，大脳皮質の運動野，小脳，線条体，扁桃体などが関与していると考えられている．	2. ×
3.	海馬は，短期記憶から長期記憶に変換するうえで重要とされている．そのため，海馬の障害により短期記憶から長期記憶への変換はできなくなるが，短期記憶は正常である．	3. ○
4.	短期記憶が反復することで長期記憶に変換される．長期記憶は，数分から数年間保持される二次記憶と，生涯忘れない三次記憶に分けられる．	4. ×
		正解 3
Key word ▶ 短期記憶，長期記憶，海馬		

12-33 意識レベル

臨床での応用 ▶ 呼びかけに反応しない意識障害の患者に，痛み刺激を加えたところ，かろうじて開眼した。ジャパン・コーマ・スケールによる評価はどれか。

1. Ⅰ-3
2. Ⅱ-20
3. Ⅱ-30
4. Ⅲ-100

12-34 運動ニューロンの伝導路

運動性の下行伝導路について正しいのはどれか。

1. 中脳で対側に交叉する。
2. 運動神経の細胞体は脊髄後角にある。
3. 大脳基底核と小脳は錐体路の一部である。
4. 大脳皮質前中心前回にある運動野からはじまる。

1.	ジャパン・コーマ・スケール（JCS）のⅠ度は覚醒している状態を示す。Ⅰ-3 では開眼しているが名前，生年月日が言えない。	1. ×
2.	Ⅱ度は刺激を加えると覚醒する。Ⅱ-20 では，大きな声または身体を揺さぶることにより開眼する。	2. ×
3.	Ⅱ-30 では，痛み刺激を加えつつ呼びかけを繰り返すと，かろうじて開眼する。	3. ○
4.	Ⅲ度は刺激を加えても覚醒しない。Ⅲ-100 では，痛み刺激に払いのける動作をする。	4. ×
		正解 3

Key word ▶ 意識障害，ジャパン・コーマ・スケール

1.	おもな運動指令系統の錐体路は，延髄下端で対側に交叉する。	1. ×
2.	運動神経の細胞体は脊髄前角にある。	2. ×
3.	大脳基底核や小脳は，運動指令とともに感覚情報も受け取り，これらの情報を統合してより緻密で円滑な運動の調整をする。	3. ×
4.	錐体路は，大脳皮質中心前回にある運動野の細胞から始まる。	4. ○
		正解 4

Key word ▶ 下行（遠心）伝導路，錐体路，錐体交叉，脊髄前角

13 感覚器の構造と機能

13-1 感覚の分類

基本知識

正しい組合せはどれか。

1. 深部感覚――――味　覚
2. 体性感覚――――痛　覚
3. 特殊感覚――――温度感覚
4. 内臓感覚――――嗅　覚

13-2 感覚の順応

感覚の順応の例として正しいのはどれか。**2つ**選べ。

1. 熱傷のときには痛みがあとから出る。
2. 心筋梗塞のときは，左腕内側に痛みがでる。
3. 部屋に入ったときにした花のにおいを徐々に感じなくなった。
4. 急に外に出たらまぶしくてよく周囲が見えなかったがすぐに改善した。
5. 誤って熱いやかんに触ったときに思わず手を引っ込めてから熱く感じた。

13-3 感覚受容器と感覚

感覚受容器について正しいのはどれか。

1. 筋紡錘は筋の伸展を受容する。
2. 皮膚の自由神経終末は振動を受容する。
3. ファーテル−パチニ小体は温度感覚受容器である。
4. 内耳のラセン器は頭部の回転加速度の受容器である。

1.	深部感覚は，体性感覚のうち筋・腱・骨膜などの運動器の受容器で検知されるものである。	1. ×
2.	体性感覚とは，皮膚と運動器で検知される触覚・痛覚・冷覚・温覚・運動感覚などである。	2. ○
3.	特殊感覚とは，頭部にのみある感覚器によって検知される視覚・味覚・聴覚・平衡覚・嗅覚である。	3. ×
4.	内臓感覚とは，内臓で検知される感覚のことである。	4. ×
		正解 2

Key word ▶ 深部感覚，体性感覚，特殊感覚，内臓感覚

1.	熱傷で傷害された組織において，局所的に発現した発痛物質によって侵害受容器が刺激されることで，あとから痛みを感じる。	1. ×
2.	原因となる傷害あるいは疾病部位以外の部位に感じられる痛みを関連痛という。心筋梗塞の際の痛みは，左前胸部や左肩，左腕内側などで感じられることが多い。	2. ×
3.	同じ刺激が続いているうちに感覚受容器の反応が低下し，中枢への情報が減少する現象を感覚の順応という。嗅覚では順応が生じやすい。	3. ○
4.	暗い所から明るい所に移ったときのまぶしさの順応を明順応という。逆に暗い部屋などに入ったときの順応を暗順応という。明順応のほうが暗順応よりも，すばやく生じる。	4. ○
5.	手指に加えられた傷害を与えるほどの強い刺激に対して，すばやく手を引っ込める動作が思わず生じるのは屈曲反射による。温度感覚が脳に伝わるよりも，脊髄反射である屈曲反射のほうがすみやかに行われるため，熱く感じるのは手を引っ込めたあとになる。	5. ×
		正解 3, 4

Key word ▶ 順応，感覚受容器，関連痛，反射

1.	骨格筋内でほかの筋線維と並列に存在する筋紡錘は，筋の伸展や張力を受容し，筋張力の調整に関与する。	1. ○
2.	皮膚に存在する自由神経終末は，おもに痛覚にかかわっている。	2. ×
3.	ファーテル-パチニ小体は皮膚に存在し，高頻度の振動や圧力を受容する機械受容器である。腱や関節内にも存在する。	3. ×
4.	ラセン器（コルチ器）は蝸牛に存在し，音を感知する聴覚器である。回転加速度を受容するのは半規管である。	4. ×
		正解 1

Key word ▶ 体性感覚，感覚刺激，ファーテル-パチニ小体，ラセン器（コルチ器）

13-4 感覚受容器

基本知識 ▶ 正しい組合せはどれか。

1. 化学受容器——平衡感覚
2. 機械受容器——深部感覚
3. 侵害受容器——味　覚
4. 圧受容器　——聴　覚

13-5 皮膚の感覚受容器

皮膚の2点閾が最も大きいのはどれか。

1. 顔　面
2. 足　趾
3. 背　中
4. 手指の先

13-6 感覚と求心路

正しいのはどれか。

1. 嗅覚は顔面神経で伝導される。
2. 聴覚は迷走神経で伝導される。
3. 味覚は舌下神経で伝導される。
4. 平衡覚は内耳神経で伝導される。

13-7 眼筋

基本知識 ▶ 眼の遠近調節に関係するのはどれか。

1. 上斜筋
2. 外側直筋
3. 毛様体筋
4. 上眼瞼挙筋

感覚受容器にはそれぞれ刺激特異性があり，それぞれ決まった刺激に反応するようになっている。		
1.	化学受容器というのは，化学物質を適刺激とする受容器である。嗅覚や味覚にかかわる受容器は化学受容器である。	1. ×
2.	機械受容器は，機械的な動きや力を検知する。筋・腱・骨膜などの運動器の感覚である深部感覚は，関節の動きやその部位にかかる力の大きさなどを感覚する機械受容器をもつ。皮膚に存在する触覚・圧覚の受容器も機械受容器だが，これらは深部感覚ではなく皮膚感覚にかかわる。	2. ○
3.	侵害受容器は，組織の損傷や，損傷につながるような刺激を受容し，痛みとして感じられる。皮膚・粘膜・運動器のほかに，内臓にも分布する。	3. ×
4.	圧受容器としては，皮膚に加わる力を感じる受容器のほか，頸動脈洞や大動脈弓などで血圧の変化を感覚する受容器があげられる。聴覚器は音圧の変化も受容するが，通常，圧受容器には含めない。	4. ×
Key word ▶ 化学受容器，機械受容器，侵害受容器，圧受容器		正解 2

目をつぶった（あるいは先が見えない状態にした）被験者の皮膚に，コンパスの2つの先の間隔をさまざまにかえて同時にあて，刺激が2点であると識別できる最小の値を**2点閾**という。		
1.	顔面は2点閾が小さい。とくに口唇付近は小さく，細かな識別が可能であるといえる。	1. ×
2.	足趾は，足のなかでは2点閾が小さい。	2. ×
3.	背中は，2点閾が大きい部位の1つである。ほかに2点閾が大きな部位としては，殿部や大腿部があげられる。	3. ○
4.	顔面とならんで2点閾が小さい手のなかでも，手指の先はとくに小さく，細かな識別が可能である。	4. ×
Key word ▶ 皮膚の感覚受容器，2点閾		正解 3

1.	嗅覚は嗅神経により脳に伝えられることで生じる。	1. ×
2.	聴覚は内耳神経の枝である蝸牛神経で伝導される。	2. ×
3.	味覚は舌咽神経と顔面神経の枝である鼓索神経で伝導される。	3. ×
4.	平衡覚は前庭からの傾きの感覚と半規管からの回転感覚を含み，蝸牛からの聴覚とともに内耳神経によって伝導される。	4. ○
		正解 4
Key word ▶ 求心路，感覚，脳神経		

1.	上斜筋は眼球の向きをかえる外眼筋の1つであり，滑車神経に支配される。上斜筋が収縮すると眼球は下内側方に向く。	1. ×
2.	外側直筋は眼球の向きを変える外眼筋の1つであり，外転神経に支配される。外側直筋が収縮すると眼球は外転する。	2. ×
3.	毛様体筋は無数の線維（毛様体小帯，チン小帯）によって水晶体に連結する。毛様体筋が収縮すると毛様体小帯がゆるみ，水晶体はみずからの弾力で凸度を増し，より近くのものに焦点が合う。	3. ○
4.	動眼神経に支配される上眼瞼挙筋が収縮すると，上眼瞼が引き上げられ眼瞼裂が開く。逆に眼瞼裂を取り巻く眼輪筋（顔面神経支配）が収縮すると，眼瞼裂は閉じる。	4. ×
Key word ▶ 遠近調節，眼筋		正解 3

13-8 遠近調節と明暗順応

視覚について正しいのはどれか。2つ選べ。

1. 近視では網膜の後方で焦点が結ばれる。
2. 近くのものを見るときには水晶体が薄くなる。
3. ビタミンAが欠乏すると暗所での視力が低下する。
4. 一般に明順応より暗順応に要する時間のほうが短い。
5. 老眼では水晶体の弾力性が失われて遠近調節力が弱まる。

13-9 輻輳反射

輻輳反射はどれか。

1. 瞳孔に光が入ると収縮する。
2. 角膜に指が触れたとき反射的に目を閉じる。
3. 近いところを見ると両眼の視軸が内転する。
4. ボールが目の前に飛んできたとき反射的に目を閉じる。

13-10 白内障

臨床での応用 ▶ 白内障で障害がみられるのはどれか。

1. 角　膜
2. 硝子体
3. 水晶体
4. 網　膜

1.	近視は，水晶体の屈折力が強く，遠方の物体の焦点が網膜の前方に結んでしまう状態である。近視は凹レンズによって矯正する。	1. ×
2.	近くのものを見るときには，毛様体筋が収縮することで，毛様体小帯の緊張がゆるみ，水晶体が厚くなり，焦点が合う。毛様体筋が収縮すると，毛様体が内方に突出し，水晶体はみずからの弾性によって前後の厚さを増すので，焦点が近方に移動する。	2. ×
3.	暗順応の際には，杆体においてロドプシンが合成されて弱い光に再び反応できるようになるが，ロドプシンが合成されるためにはビタミンAが必要である。このため，ビタミンAが欠乏すると，暗所での視力が低下する夜盲症となる。	3. ○
4.	明所から暗所に移ると，はじめはものが見えないが，やがて見えはじめる。これを暗順応といい，逆に暗所から明所への順応を明順応という。一般に，明順応は1分ほどで完了するが，暗順応はより長い時間(30分ほど)がかかる。これはロドプシンの合成のほうが，分解に比べて長い時間を要するためである。	4. ×
5.	中年以降，水晶体の弾力性が失われて調節力が弱まってしまう状態を老眼という。毛様体筋が収縮しても，弾性を失った水晶体が十分厚くなれないので，近くのものに焦点を合わせることが困難になる。そのため，とくに近くのものを見る際には，凸レンズの老眼鏡が必要となる。	5. ○
Key word ▶ 毛様体，遠近調節，近視，明暗順応，ロドプシン，老眼，水晶体		正解 3, 5

1.	網膜に入る光の量を瞳孔により調節する反射は対光反射である。	1. ×
2.	瞬目反射のうち，角膜への刺激によるものは角膜反射とよばれる。	2. ×
3.	近くを見るときに両眼が内転するとともに，瞳孔が収縮する反射が輻輳反射である。	3. ○
4.	目の前に物が急速に近づいたときに目をつぶる反射は瞬目反射である。	4. ×
Key word ▶ 対光反射，瞬目反射，角膜反射，輻輳反射		正解 3

1.	角膜は，眼球の前1/6(直径約10〜20 mm)をおおう透明な膜である。異物による刺激や，細菌・真菌による感染は角膜炎の原因になる。	1. ×
2.	水晶体の後方に位置する硝子体は，本来は透明なゼリー状の組織である。感染などによって濁りや混濁が生じると飛蚊症の原因になることがある。	2. ×
3.	水晶体はレンズの役割を果たす線維性の組織である。これが加齢などにより白濁した状態を白内障といい，高齢者の視力が低下する原因の1つである。	3. ○
4.	網膜は硝子体の外側，脈絡膜の内側に存在する。加齢による硝子体の劣化(一部液状化)や，物理的なショックを原因とする網膜剥離は視力を低下させる。また糖尿病腎症や糖尿病神経症とならんで，糖尿病の三大合併症の1つに数えられる糖尿病網膜症は成人の失明原因の第1位である。	4. ×
Key word ▶ 水晶体，白内障		正解 3

13 感覚器の構造と機能

209

13-11 聴覚

基本知識

聴覚について正しいのはどれか。

1. 蝸牛は3つのループからなる。
2. 骨迷路は頭頂骨の中にある。
3. 鼓膜はツチ骨と接している。
4. 内耳は蝸牛窓でキヌタ骨と接している。

13-12 中耳

中耳について正しいのはどれか。

1. リンパで満たされている。
2. 内耳との間に鼓膜が存在する。
3. 耳管により咽頭と交通している。
4. 半規管および耳石器が存在する。
5. 外耳との間にはいつも気圧差がある。

13-13 耳の感覚受容器

基本知識

耳の感覚器について正しいのはどれか。

1. 半規管は音を受容する。
2. ラセン器は重力を受容する。
3. 蝸牛はからだの傾きを受容する。
4. 前庭の耳石器は頭部の傾きを受容する。

13-14 耳の感覚受容器

聴覚および平衡覚について正しいのはどれか。

1. 半規管は頭の傾きを受容する。
2. 鼓膜の振動はまずアブミ骨へ伝わる。
3. 鼓膜は音波振動を分ける作用をする。
4. 内耳には振動刺激を受ける受容器がある。

1.	蝸牛は，管腔がラセン状になった聴覚器であり聴覚をつかさどる．内耳にある3つのループをもつものは，回転運動の加速度を3次元的に感知する半規管である．	1. ×
2.	骨迷路は，側頭骨に埋め込まれている．	2. ×
3.	鼓膜は，3つの耳小骨のうち，ツチ骨に音波の振動を伝える．振動はその後，キヌタ骨，アブミ骨の順に伝わり，前庭窓（卵円窓）に伝わる．	3. ○
4.	前庭窓で中耳のアブミ骨から伝えられた振動は，蝸牛の前庭階の外リンパを振動させる．その後，振動は蝸牛頂をまわって鼓室階に戻ってくる．蝸牛窓（正円窓）は耳小骨とは接していないが，中耳と蝸牛の間にあるもう1つの膜で，蝸牛を一巡した鼓室階の外リンパの振動を中耳に開放するとともに，鼓室階の外リンパが中耳にもれないようにふたをしている．	4. ×
	Key word ▶ 蝸牛，内耳，前庭窓（卵円窓），耳小骨（ツチ骨，キヌタ骨，アブミ骨）	正解 3

1.	中耳は空気によって満たされている．一方，内耳の骨迷路と膜迷路の間の空間は外リンパで，膜迷路の内部の空間は内リンパで満たされている．	1. ×
2.	鼓膜は外耳と中耳の境界である．中耳と内耳の境界は前庭窓（卵円窓）と蝸牛窓（正円窓）である．	2. ×
3.	中耳は咽頭と耳管でつながっている．飛行機に乗っているときに生じるような急激な気圧変化の際は，ふだんは閉じている耳管が開くことで，外耳と中耳の気圧差が解消される．	3. ○
4.	半規管および耳石器が存在するのは内耳である．内耳では平衡覚を受容する．	4. ×
5.	耳管が正常に交通していて，急激な気圧差にさらされていない状態では，中耳と外耳の間に気圧差は存在しない．	5. ×
	Key word ▶ 中耳，耳管	正解 3

1.	各半規管では，膨大部にある有毛細胞がリンパの動きをとらえ，頭部の回転を受容する．	1. ×
2.	蝸牛管の基底板にあるラセン器（コルチ器）には，感覚細胞である内・外有毛細胞が存在し，音を受容する．	2. ×
3.	蝸牛は音の振動を受容する．蝸牛における位置によって感知される音の周波数が異なり，蝸牛窓（正円窓）の近傍は高い音を受容し，蝸牛の奥（蝸牛頂）にいくのにしたがって低い音を受容する．	3. ×
4.	耳石器とは，前庭に存在する膜迷路の袋で，球形嚢と卵形嚢からなる．中には平衡斑という感覚装置が互いに直行するように配置されている．平衡斑には有毛細胞が存在しており，有毛細胞がその上にある平衡砂（耳石）の動きを検知することで，頭部の傾きを受容する．	4. ○
	Key word ▶ 平衡感覚器，前庭，半規管	正解 4

1.	半規管は頭の回転を受容する．頭の傾きを受容するのは前庭の耳石器である．	1. ×
2.	鼓膜の振動は，中耳の耳小骨に，ツチ骨→キヌタ骨→アブミ骨の順に伝わり，前庭窓（卵円窓）にいたる．	2. ×
3.	耳小骨での音の伝達は，鼓膜張筋とアブミ骨筋により抑制される．	3. ×
4.	内耳の蝸牛には有毛細胞があり，音の振動を受容する．	4. ○
	Key word ▶ 聴覚，平衡覚，耳小骨，中耳，内耳	正解 4

13 感覚器の構造と機能

13-15 難聴

臨床での応用

難聴について正しいのはどれか。

1. 外耳の障害による難聴は感音難聴である。
2. 鼓膜の障害による難聴は感音難聴である。
3. ツチ骨の障害による難聴は伝音難聴である。
4. 内耳の障害による難聴は伝音難聴である。

13-16 味覚

味覚と味覚器について正しいのはどれか。

1. 味には3つの基本的な味が存在する。
2. 舌の各味蕾の中に多くの乳頭が存在する。
3. 舌の前2/3の感覚は舌咽神経によって伝導される。
4. 食物や飲料に由来する化学物質が味細胞の受容器を活性化する。

13-17 嗅覚

嗅覚について正しいのはどれか。

1. 嗅細胞は化学受容器である。
2. 基本的なにおいは5種類である。
3. 嗅細胞は咽頭上部の粘膜に存在する。
4. 嗅神経は支持細胞からのびた軸索である。

1. 中耳より外の障害による難聴であり，伝音難聴である。	1. ×
2. 鼓膜や耳小骨など中耳の障害によってひきおこされる難聴は伝音難聴である。	2. ×
3. 鼓膜や耳小骨（ツチ骨，キヌタ骨，アブミ骨）など中耳の障害によってひきおこされる難聴は伝音難聴である。伝音難聴の最大の原因は，中耳炎である。	3. ○
4. 内耳まで音が伝わらない難聴を伝音難聴という。内耳の蝸牛には音の感覚細胞である内・外有毛細胞が並んでいる。内耳または内耳より中枢の障害による難聴は感音難聴である。	4. ×
	正解 3
Key word ▶ 伝音難聴，感音難聴	

1. 塩味，酸味，甘味，苦味，うま味，の 5 つを基本味といい，食物の味はこれらが組み合わさったものである。	1. ×
2. 舌表面には，糸状乳頭・茸状乳頭・葉状乳頭・有郭乳頭が観察され，そのうちおもに舌の外側面にある葉状乳頭と，舌体と舌根の境界に位置する有郭乳頭に多くの味蕾が存在する。味蕾は舌のほかにも，食道・咽頭の表面にも若干存在する。	2. ×
3. 舌の前 2/3 の感覚は舌神経によって，後ろ 1/3 の感覚は舌咽神経によって伝達される。舌神経は三叉神経の枝でもあるが，このうち味覚を伝える神経線維は，舌神経の途中から鼓索神経に分かれて中耳の中を通り，顔面神経と合流して中枢に入る。	3. ×
4. 舌にある 2 千～3 千個の味蕾には，それぞれ多くの味細胞が存在し，食物・飲料に含まれる物質の 5 つの基本味により活性化される。	4. ○
Step Up トウガラシの辛みやメントールなどの清涼感は味覚ではなく，口腔内や鼻腔にある体性感覚として感知される。	正解 4
Key word ▶ 味覚，味細胞，味蕾	

1. 嗅細胞はにおいを感じる化学受容器である。嗅細胞の鼻腔側の突起からは，十数本の特殊な線毛が出ている。	1. ○
2. 5 つの基本的な成分が提案されているのは味覚である（塩味，酸味，甘味，苦味，うま味の 5 つの基本味）。嗅覚については，多数のにおい分子受容体が同定されている。	2. ×
3. 嗅細胞は，鼻腔上部の粘膜にあり，空気中の化学物質を受容する。	3. ×
4. 嗅細胞の軸索突起が 20 本ほど集まり，嗅神経を形成する。つまり，嗅神経は嗅細胞からのびた軸索の束である。	4. ×
	正解 1
Key word ▶ 嗅覚，嗅細胞，嗅神経	

13 感覚器の構造と機能

13-18 関連痛

臨床での応用

関連痛について正しいのはどれか。

1. 皮膚からの求心線維がかかわることが多い。
2. 心筋梗塞では鼠径部に痛みを感じることが多い。
3. 内臓の障害の部位にかかわらず皮膚の同一部位に痛みが生じる。
4. 切断した腕が存在するかのように感じてそこに痛みが生じることである。

13-19 疼痛の原因

疼痛の原因となる物質はどれか。

1. レニン
2. トロポニン
3. ブラジキニン
4. コレシストキニン

13-20 疼痛の発生機序と鎮痛物質

臨床での応用

傷害を受けた組織において、シクロオキシゲナーゼを抑制することで鎮痛・抗炎症作用をもつ薬剤はどれか。

1. オピオイド系鎮痛薬
2. ステロイド性抗炎症薬
3. 非ステロイド性抗炎症薬
4. ベンゾジアゼピン誘導体

1.	内臓からの痛みを伝える求心線維が脊髄で線維をかえるときに，その一部が皮膚からの求心線維と共通のニューロンに接続するために生じる。	1.	○
2.	心筋梗塞では，左肩〜左腕内側に関連痛を生じる。	2.	×
3.	虫垂炎の初期には上腹部に放散する痛み，胆石では右肩の痛み，腎結石では鼠径部の痛みや腰痛など，障害された内臓により異なる部位の皮膚に痛みが生じる。障害された臓器と関連痛の関係を理解することは，臨床的に重要である。	3.	×
4.	四肢切断後に切断された四肢が存在しているように認識することがあり，そこに痛みを覚えることは幻肢痛とよばれる。	4.	×
	Key word ▶ 関連痛，内臓痛，皮膚の痛み		正解 1

1.	レニンは糸球体付近の輸入細動脈の血圧が低下すると，傍糸球体装置の顆粒細胞から放出される。	1.	×
2.	トロポニンは骨格筋や心筋のアクチンフィラメントに付着し，収縮制御に重要な役割を果たす。	2.	×
3.	傷害を受けた組織の細胞で産生されるブラジキニンは，侵害受容器（自由神経終末）を刺激して痛みを生じさせる。なおプロスタグランジン E_2 は，ブラジキニンに対する感受性を強め，痛みを増強させる。	3.	○
4.	コレシストキニンは，脂肪やタンパク質分解物によって刺激されて分泌される消化管ホルモンである。膵液の分泌や胆嚢の収縮を促進する一方，胃液の分泌を抑制する。	4.	×
			正解 3
	Key word ▶ 疼痛，ブラジキニン，プロスタグランジン E_2，侵害受容器		

1.	内因性鎮痛物質であるエンケファリンやエンドルフィンなどが結合するオピオイドの受容体は，視床や視床下部，脊髄後角など，痛みの伝達，制御に関連する部分に多く発現する。植物から抽出されたモルヒネや，フェンタニルなどの合成オピオイドは，オピオイド性鎮痛薬として強い作用をもつ。	1.	×
2.	組織が傷害を受けると，ホスホリパーゼが活性化され，それにより細胞膜の構成成分からアラキドン酸が切り出される。その後，シクロオキシゲナーゼ（COX）のはたらきによってアラキドン酸からプロスタグランジン E_2 が合成される。この過程をアラキドン酸カスケードという。副腎皮質ホルモンの 1 つである糖質コルチコイドは，ホスホリパーゼのはたらきを抑制することで，鎮痛・抗炎症作用をもつ。糖質コルチコイドは，薬剤としてはステロイド性抗炎症薬として用いられる。	2.	×
3.	アスピリンやインドメタシンなどの非ステロイド性抗炎症薬（NSAIDs）は，COX を抑制することで鎮痛・抗炎症作用をもつ。	3.	○
4.	ベンゾジアゼピン誘導体は，中枢神経内で $GABA_A$ 受容体にはたらくことにより，鎮静・催眠・抗不安・抗てんかん・筋弛緩などの作用を有し，抗不安薬や不眠症の治療薬などに用いられる。	4.	×
	Key word ▶ 糖質コルチコイド，アラキドン酸，シクロオキシゲナーゼ，プロスタグランジン E_2，オピオイド		正解 3

14 外部環境からの防御

14-1 皮膚

皮膚について正しいのはどれか。

1. 表皮は血管に富む。
2. 真皮の細胞は角化する。
3. メラニンは皮下組織で産生される。
4. エクリン汗腺は全身の皮膚に分布する。
5. 水溶性物質は経皮的に吸収されやすい。

14-2 皮膚・粘膜における防御機構

皮膚・粘膜における防御機構について正しいのはどれか。

1. 尿道には乳酸桿菌が常在している。
2. 気管支粘膜の上皮細胞の多くは線毛をもつ。
3. 大腸には多数の病原性細菌が定着している。
4. 皮膚表面はアルカリ性の皮脂でおおわれている。

1.	皮膚の毛細血管は真皮の浅層と最深層で発達しているが，表皮には分布しない。	1. ×
2.	角化するのは真皮ではなく**表皮**である。表皮の上皮細胞は最深部の基底層で分裂・増殖し，細胞内に**ケラチン**を蓄積し(角化し)ながら上層に移行し，最表層で垢となってはがれ落ちる。	2. ×
3.	メラニンは表皮の最深部の基底層に存在する**メラニン細胞**で産生される**色素**で，皮膚を**紫外線**からまもる。また，メラニンの量は皮膚の色に深くかかわる。	3. ×
4.	汗腺には**エクリン汗腺**と**アポクリン汗腺**の2種類がある。**エクリン汗腺**は全身の皮膚に広く分布するが，**アポクリン汗腺**は腋窩や耳道などの限られた部位に分布する。	4. ○
5.	皮膚から物質が吸収されることを**経皮的吸収**といい，**脂溶性**物質が吸収されやすい。皮膚疾患などの際に，外用薬として有効成分をワセリンなどの油脂とまぜた軟膏が用いられる。	5. ×
	Key word ▶ 表皮，真皮，メラニン，汗腺	正解 4

1.	尿道は尿が流れるたびに洗浄されており，乳酸桿菌は常在しない。乳酸桿菌は**膣**に常在しており，乳酸を産生して**膣**内を酸性に保ち，病原性細菌の増殖を防いでいる。**膣**に常在する乳酸桿菌は，**デーデルライン桿菌**とよばれる。	1. ×
2.	気管および気管支の粘膜上皮には，線毛をもつ**線毛細胞**と**粘液分泌細胞**が存在するが，**線毛細胞**が多数を占める。線毛細胞は，細菌などの異物が付着した粘液を**鼻汁**や**痰**として体外に排出するはたらきをもつ。	2. ○
3.	大腸には非常に多くの非病原性細菌が定着している。これらの非病原性細菌は**腸内細菌叢**をつくり，病原微生物の定着を防いでいる。	3. ×
4.	皮膚表面をおおう皮脂は**酸性**である。病原性細菌の多くは**酸**に弱いため，皮膚表面で生息することはむずかしい。	4. ×
	Key word ▶ 皮脂，腸内細菌，乳酸桿菌，気管支	正解 2

14 外部環境からの防御

14-3 生体の防御機構にかかわる物質

殺菌作用のあるのはどれか。2つ選べ。

1. 胃酸
2. インスリン
3. ヒスタミン
4. リゾチーム
5. ブラジキニン

14-4 生体の防御反応

基本知識

生体の防御反応として正しいのはどれか。

1. マクロファージによる食作用
2. B細胞によるヒスタミンの放出
3. ヘルパーT細胞による抗原の提示
4. 好中球による免疫グロブリンの産生

14-5 免疫

正しいのはどれか。

1. 補体はウイルスを中和する。
2. 抗体はオプソニン作用をもつ。
3. 細胞傷害性T細胞は食作用をもつ。
4. B細胞はウイルス感染細胞を排除する。

1.	胃酸は強酸(pH1～2)であるため，胃に入った細菌のほとんどは殺菌される。例外的にヘリコバクターーピロリ(ピロリ菌)は胃内の強酸性の環境で生存することができ，胃炎や胃潰瘍の原因となる。	1. ○
2.	インスリンは血糖値を低下させるホルモンであり，殺菌作用はない。	2. ×
3.	ヒスタミンは，組織の損傷時などに肥満細胞から放出される。血管拡張や血管透過性亢進，疼痛を引きおこし，炎症やアレルギーに関与する。	3. ×
4.	リゾチームは涙液や唾液など，粘膜からの分泌液に含まれる。細菌の細胞壁をこわして殺菌作用を発揮し，粘膜からの微生物の侵入を防いでいる。	4. ○
5.	ブラジキニンは，組織の損傷時などに血液中のキニノゲンから産生される。ブラジキニンは疼痛を引きおこしたり，血管透過性を亢進したりする。	5. ×
	Key word ▶ ヒスタミン，リゾチーム，ブラジキニン，胃酸，ヘリコバクターーピロリ	正解 1，4

1.	マクロファージは大食細胞ともよばれ，体内に侵入した異物を食作用によって排除する。マクロファージは抗原提示のはたらきも担う。	1. ○
2.	B 細胞は，抗原提示を受けたヘルパー T 細胞によって活性化され，形質細胞に分化して，その抗原に結合する抗体を産生する。抗体の結合により，抗原は不活性化される。ヒスタミンは組織の炎症や損傷の際に，肥満細胞などから放出される。	2. ×
3.	抗原の提示はマクロファージや樹状細胞によって行われる。これらの細胞は，食作用によって抗原を細胞内に取り込んで分解し，断片化された抗原を細胞膜上に提示する。この提示された抗原をヘルパー T 細胞が認識し，特異的な免疫反応がおこる。	3. ×
4.	好中球も食作用をもつが，マクロファージよりも小さいため，処理できる抗原の量は少ない。このため好中球は小食細胞ともよばれる。免疫グロブリン(Ig)は形質細胞が産生する血漿タンパク質で，抗体のことである。IgG，IgM，IgA，IgE，IgD の 5 種類がある。	4. ×
	Key word ▶ 好中球，マクロファージ，ヘルパー T 細胞，B 細胞，食作用	正解 1

1.	補体は血漿中に含まれるタンパク質で，細菌の細胞膜に穴を開けるなどして細菌を破壊するはたらきや，食作用を亢進させるはたらき(オプソニン作用)をもつ。ウイルスの中和作用は，抗体の結合によりウイルスが細胞内に侵入できなくなることをいう。	1. ×
2.	異物に抗体や補体が結合すると，食細胞の食作用が亢進する。この作用をオプソニン作用という。	2. ○
3.	細胞傷害性 T 細胞はウイルスに感染した細胞を傷害する。ヘルパー T 細胞から放出されるインターロイキンによって活性化された細胞傷害性 T 細胞は，抗原を認識し，感染細胞の細胞膜に穴を開けるなどして破壊する。	3. ×
4.	B 細胞から分化した形質細胞が産生する抗体は，細胞内に侵入したウイルスに結合することはできない。ウイルスに感染した細胞は，おもに細胞傷害性 T 細胞によって破壊される。	4. ×
	Key word ▶ 抗体，オプソニン作用，補体	正解 2

14 外部環境からの防御

14-6 免疫

基本知識

正しいのはどれか。

1. 液性免疫は好中球の食作用による。
2. 液性免疫は形質細胞のはたらきによる。
3. 細胞性免疫では補体が感染細胞を除去する。
4. 細胞性免疫ではB細胞が直接抗原を攻撃する。

14-7 免疫グロブリン

免疫グロブリンについて正しいのはどれか。

1. IgAは血液中に多く含まれる。
2. IgEはアレルギーを引きおこす。
3. IgGは分泌液に多く含まれる。
4. IgMは胎盤を通過できる。

14-8 生体防御の関連器官

基本知識

生体防御に関連する臓器はどれか。2つ選べ。

1. 扁　桃
2. 脾　臓
3. 胆　嚢
4. 膵　臓
5. 腎　臓

14-9 体温調節

基本知識

体温について正しいのはどれか。

1. 腋窩温は直腸温よりも低い。
2. 食物摂取後は体温が低下する。
3. 体温は日内変動により夕方に最低となる。
4. 発熱物質は体温調節中枢のセットポイントを低温側にずらす。

1.	液性免疫は，抗体によって抗原が排除される免疫のことである。抗体は血漿タンパク質のγグロブリンで，免疫グロブリンともよばれる。	1. ×
2.	リンパ球のB細胞は，抗原に反応したヘルパーT細胞によって刺激されて形質細胞に分化し，その抗原と特異的に結合する抗体を産生する。	2. ○
3.	細胞性免疫は，免疫担当細胞が直接抗原を攻撃して破壊するはたらきである。補体は血漿中に含まれるタンパク質で，細菌に抗体が付着することなどによって活性化され，細菌の細胞膜に結合して食細胞の食作用を亢進させたり（オプソニン作用），細胞膜に穴を開けて細菌を破壊したりする。	3. ×
4.	細胞性免疫で抗原を直接攻撃するのは細胞傷害性T細胞で，感染した細胞の細胞膜に穴をあけるなどして破壊する。	4. ×
	Key word ▶ 液性免疫，細胞性免疫	正解 2

1.	IgAは粘膜からの分泌液中に多く存在し，粘膜から抗原が侵入するのを防ぐ。母乳に含まれるIgAは乳児の消化管に入り，乳児を病原体からまもる。	1. ×
2.	IgEは肥満細胞の表面に結合している。抗原がIgEに作用すると肥満細胞からヒスタミンが放出され，アレルギーが引きおこされる。	2. ○
3.	IgGは血漿中に最も多く存在する免疫グロブリンで，液性免疫の主役としてはたらく。母親のIgGは，胎盤を通過して胎児に移行することができ，新生児を病原体からまもる。	3. ×
4.	IgMは抗原の侵入によって一番最初につくられる抗体である。抗原結合部位が多いので，抗原を効率よく凝集させることができる。分子が大きいので胎盤を通過できない。	4. ×
	Key word ▶ 免疫グロブリン，アレルギー	正解 2

1.	扁桃はリンパ性器官で，咽頭とその周辺に存在する。多数のリンパ球が存在し，ここから病原体が侵入するのを防御するはたらきをもつ。	1. ○
2.	脾臓の白脾髄には多数のリンパ球が常駐するほかに，抗原提示細胞（マクロファージ，樹状細胞）も存在する。抗原提示細胞は抗原を提示してリンパ球を活性化し，抗体の産生を促す。	2. ○
3.	胆嚢は肝臓で産生・分泌された胆汁を貯蔵・濃縮する。食物中の脂肪が十二指腸に達すると，コレシストキニンが分泌され，その作用により胆嚢が収縮し，胆汁が十二指腸に排出される。	3. ×
4.	膵臓は腺房および導管からの外分泌（膵液分泌）と，膵島からの内分泌（インスリンやグルカゴンなどの分泌）のはたらきをもつ。	4. ×
5.	腎臓は尿を生成し，体液の調節に重要な役割を果たす。また，内分泌のはたらきもあり，赤血球の新生を促すエリスロポエチンや，副腎皮質からのアルドステロン分泌に関与するレニンを産生・分泌する。	5. ×
	Key word ▶ 脾臓，扁桃，リンパ球	正解 1，2

1.	腋窩温は直腸温よりも0.4〜0.7℃ほど低い。直腸温は核心温度の代表であるが測定しにくいため，体温測定は腋窩温をはかることが多い。	1. ○
2.	食物摂取後には，数時間にわたって代謝が増加して熱産生が高まる（特異動的作用）。このため，一般に体温は食後に少し高くなる。特異動的作用による熱産生の増加は，タンパク質の摂取後に最も大きい。	2. ×
3.	体温には日内変動がみられ，早朝に最低，夕方に最高となる。	3. ×
4.	細菌に由来する毒素や組織の損傷で生じる発熱物質は，体温調節中枢のセットポイントを高温側にずらし，熱産生の促進と熱放散の抑制をおこす。このため発熱時には悪寒やふるえ，皮膚血管の収縮がおこる。解熱時にはセットポイントが正常に戻るため，発熱時とは逆に，発汗や皮膚血管の拡張がおこる。	4. ×
	Key word ▶ 特異動的作用，体温の日内変動，核心温，発熱	正解 1

14-10 体温調節

基本知識 ▶ 暑熱時におこる体温調節反応はどれか。

1. 骨格筋の収縮
2. 立毛筋の収縮
3. 脂肪分解の促進
4. 皮膚血管の拡張

1.	寒冷時には，骨格筋の不随意的な収縮（ふるえ）がおこり，骨格筋での熱産生が増える。	1. ×
2.	体毛におおわれている動物では，寒冷時に立毛筋が収縮して毛を逆立て，皮膚表面の空気層を厚くして放熱を防ぐ。ヒトでも寒冷時に立毛筋の収縮（鳥肌）がみられるが，体毛が少ないため体温調節には役だたない。	2. ×
3.	寒冷時には，褐色脂肪組織を支配する交感神経活動が増えて脂肪の分解を促進し，産熱を増やし体温低下を防ぐ。	3. ×
4.	暑熱時には，体温調節中枢からの指令によって皮膚血管が拡張し，皮膚からの放熱が増え，体温の上昇を防ぐ。	4. ○

Key word ▶ 体温調節，熱放散，熱産生

正解 4

15 生殖・発生と老化のしくみ

15-1 前立腺の位置

前立腺の上面に接して存在するのはどれか。

1. 膀　胱
2. 精巣上体
3. 尿生殖隔膜
4. 尿道海綿体

15-2 勃起と射精

勃起と射精について正しいのはどれか。

1. 交感神経刺激により勃起する。
2. 副交感神経刺激により射精する。
3. 陰茎の細動脈の拡張により勃起する。
4. 精嚢と精管の骨格筋が収縮して射精する。

15-3 女性生殖器の組織

内腔が重層扁平上皮でおおわれているのはどれか。

1. 腟
2. 卵　管
3. 子宮腔
4. 子宮頸管

1. 前立腺は膀胱の直下に存在し，尿道を取り囲んでいる。	1.	○
2. 精巣上体は陰嚢の中で，精巣の上面に接して存在する。	2.	×
3. 尿生殖隔膜は前立腺の下面に存在する。	3.	×
4. 尿道海綿体は陰茎海綿体とともに陰茎を構成する。	4.	×
	正解 1	
Key word ▶ 男性生殖器，前立腺		

勃起は副交感神経（骨盤内臓神経）の刺激により，陰茎の海綿体に行く細動脈が拡張して陰茎に血液が充満することによっておこる。射精は交感神経（下腹神経）の刺激により，精嚢と精管の平滑筋が収縮しておこる。これは正確には射出とよび，そののちに骨格筋の球海綿体筋が収縮して射精となる。

1. 勃起は副交感神経刺激によりおこる。	1.	×
2. 射精は交感神経刺激によりおこる。	2.	×
3. 勃起不全の治療薬であるシルデナフィルクエン酸（バイアグラ®）は，陰茎の細動脈の平滑筋を弛緩させる。	3.	○
4. 精嚢と精管の平滑筋が収縮して射精する。	4.	×
	正解 3	
Key word ▶ 勃起，射精		

1. 腟粘膜は皮膚と同様に重層扁平上皮でおおわれ，じょうぶな構造になっている。ただし皮膚とは異なり，腟粘膜は角化しない。	1.	○
2. 卵管は子宮底部から左右にのびる長さ 10〜15 cm の管で，その内面は線毛をもった単層円柱上皮でおおわれる。	2.	×
3. 子宮は平滑筋性の中空器官であり，その内面，つまり子宮腔は単層円柱上皮でおおわれている。	3.	×
4. 子宮頸管も，子宮腔と同様に，単層円柱上皮でおおわれている。	4.	×
	正解 1	
Key word ▶ 重層扁平上皮，子宮，卵管，腟		

225

15-4 排卵

排卵を引きおこすホルモンはどれか。

1. エストロゲン
2. プロゲステロン
3. 黄体形成ホルモン
4. 卵胞刺激ホルモン

15-5 卵巣周期

子宮が分泌期にあるときの卵巣周期はどれか。

1. 黄体期
2. 月経期
3. 増殖期
4. 卵胞期

15-6 減数分裂

1個の一次卵母細胞から生じる卵子の数はどれか。

1. 1個
2. 2個
3. 3個
4. 4個

15-7 受精の場所

受精がおこる部位として最も多いのはどれか。

1. 腹　腔
2. 子宮腔
3. 卵管漏斗
4. 卵管膨大部

1.	エストロゲンは卵巣から分泌され，子宮内膜の増殖や女性生殖器の発達，女性の二次性徴の発達などを引きおこすが，直接的に排卵を引きおこすことはない。	1. ×
2.	プロゲステロンは排卵後に形成される黄体から分泌される。つまり排卵を引きおこすわけではない。プロゲステロンは子宮内膜周期を増殖期から分泌期にかえる。	2. ×
3.	黄体形成ホルモン(LH)は女性では排卵を引きおこし，黄体を形成させる。男性ではテストステロン分泌を促進する。	3. ○
4.	卵胞刺激ホルモン(FSH)は女性では卵胞の成熟を促し，男性では精子形成を促進する。	4. ×
		正解 3
Key word ▶ 排卵，ホルモン		

1.	排卵後，黄体が形成されて卵巣は黄体期となる。この黄体から分泌されるプロゲステロンの作用によって子宮内膜は分泌期となる。	1. ○
2.	月経期は子宮周期であり，卵巣周期ではない。	2. ×
3.	増殖期は月経周期であり，エストロゲン分泌の増加に応じて子宮内膜が急激に増殖する時期をさす。	3. ×
4.	卵胞期は卵巣周期であり，この時期に卵巣から分泌されるエストロゲンの作用により子宮は増殖期となる。	4. ×
		正解 1
Key word ▶ 卵巣周期，子宮周期		

	生殖細胞を生じる減数分裂は第 1 分裂と第 2 分裂の 2 段階を経るため，1 個の母細胞から 4 個の娘細胞が生じる（精子の形成では 4 つの娘細胞が生じるが，卵子の形成では第一分裂後の極体は分裂しないこともある）。ただし，娘細胞のうち卵子となるのは 1 個のみであり，ほかは極体とよばれる小細胞となり，やがて消失する。	1. ○
		2. ×
		3. ×
		4. ×
		正解 1
Key word ▶ 一次卵母細胞，卵子		

1.	卵巣から排卵された卵は腹腔に放出されるが，精子がここにまでいたることはほとんどない。	1. ×
2.	未受精卵の寿命は約 1 日であるのに対し，排卵から子宮に達するには 6 日ほどを要する。つまり受精していない卵が生きた状態で子宮腔に達することはない。	2. ×
3.	腹腔に放出された卵は卵管采に包まれて卵管に入る。この入口が卵管漏斗であるが，精子がここにまでいたることは，やはり少ない。	3. ×
4.	卵管漏斗から卵管を少し進んだ部分がふくらんでおり，卵管膨大部とよばれる。卵と精子が出会い，受精がおこるのはこの部分が多い。	4. ○
		正解 4
Key word ▶ 受精，卵管		

15-8 胎盤の構成要素

絨毛膜とともに胎盤を形成する母体側の組織はどれか。

1. 羊　膜
2. 栄養膜
3. 脱落膜
4. 卵巣間膜

15-9 胎盤

胎盤から分泌されるホルモンはどれか。

1. オキシトシン
2. テストステロン
3. 黄体形成ホルモン
4. ヒト絨毛性ゴナドトロピン
5. ゴナドトロピン放出ホルモン

15-10 胎児循環

胎児において最も酸素分圧が高い血液が流れているのはどれか。

1. 臍静脈
2. 肺静脈
3. 上大静脈
4. 下大静脈

15-11 出生時体重

正期産で生まれた新生児のおよその体重はどれか。

1. 1,000 g
2. 2,000 g
3. 3,000 g
4. 4,000 g

1.	羊膜は胎児表面の外胚葉から移行したものであり，胎児を包み，羊水の入った羊膜腔をつくる。	1. ×
2.	栄養膜とは，胞胚(胚盤胞)の周囲を包む一層の細胞でできた膜である。	2. ×
3.	胎児側の絨毛膜有毛部と母体側の基底脱落膜とが向き合い，その間に母体側の血液を満たす空洞を形成したものが胎盤である。	3. ○
4.	卵巣間膜は，卵巣，卵管，子宮の間にある膜状構造である。	4. ×
		正解 3
Key word ▶ 胎盤，絨毛膜，脱落膜		

1.	オキシトシンは下垂体後葉から分泌される。	1. ×
2.	テストステロンは男性ホルモンであり，胎盤からは分泌されない。	2. ×
3.	黄体形成ホルモン(LH)は下垂体から分泌される。	3. ×
4.	ヒト絨毛性ゴナドトロピン(hCG)は胎盤から分泌され，黄体が消退するのを防ぎ，プロゲステロン分泌を持続させて子宮内膜を分泌期に維持する。妊娠初期から妊婦の尿中に検出されるため，妊娠の早期診断に利用される。	4. ○
5.	ゴナドトロピン放出ホルモン(GnRH)は視床下部から分泌され，下垂体からのLHと卵胞刺激ホルモン(FSH)，つまり性腺刺激ホルモン(ゴナドトロピン)の分泌を促進する。	5. ×
		正解 4
Key word ▶ 胎盤，ヒト絨毛性ゴナドトロピン		

1.	胎児血は臍動脈を通って臍から体外に出て，胎盤にいたる。胎盤において母体の動脈血との間でガス交換を行い，動脈血となって臍静脈を通って再び胎児体内に入り，静脈管を介して下大静脈に合流する。つまり臍静脈には酸素分圧が最も高い血液が流れている。	1. ○
2.	胎児は肺での呼吸をしていないため，肺静脈の血流はわずかである。肺での酸素化は行われないため，上大静脈と同程度の酸素分圧である。	2. ×
3.	頭部や上肢を灌流した純粋な静脈血が流れており，酸素分圧は最も低い。	3. ×
4.	下大静脈の最上部では，臍静脈からの動脈血を含むため，酸素分圧はかなり高い。	4. ×
		正解 1
Key word ▶ 臍静脈，下大静脈		

1.	出生体重が2,500g未満の児は低出生体重児とよばれる。そのなかでも，1,500g未満の児は極低出生体重児とよばれる。現在では出生時体重が1,000g以下であっても生育させることができるが，NICU(新生児集中治療室)における慎重な保育が必須である。	1. ×
2.	低出生体重児である。	2. ×
3.	一般に，正期産で生まれた児の出生時の体重は約3,000g，身長は約50cmである。しっかりと覚えておきたい。	3. ○
4.	出生体重が4,000g以上の児は巨大児とよばれる。母親が糖尿病に罹患していると，体重の重い児が生まれる確率が上昇する。	4. ×
		正解 3
Key word ▶ 新生児		

15 生殖・発生と老化のしくみ

15-12 成長と細胞増殖

出生－成長－老化の全過程で比較して，出生時に数が最も多いのはどれか。

1. 肝細胞
2. 赤血球
3. 脂肪細胞
4. 神経細胞

15-13 成長の促進要因

小児期の身長の増加を妨げる要因はどれか。2つ選べ。

1. 慢性疾患
2. 栄養の過剰
3. 母親の溺愛
4. 成長ホルモンの過剰分泌
5. 甲状腺ホルモンの分泌不足

15-14 加齢に伴う身体諸機能の変化

加齢により増加・上昇するのはどれか。

1. 記銘力
2. 残気量
3. 糸球体濾過量
4. ヘモグロビン濃度

15-15 閉経の原因

閉経の原因となるのはどれか。

1. 卵巣内卵胞の枯渇
2. 黄体からのプロゲステロン分泌の減少
3. 下垂体からの性腺刺激ホルモン分泌の減少
4. 視床下部からの性腺刺激ホルモン放出ホルモン分泌の減少

1.	肝臓も身体の成長とともに増殖して増大する。このため，成長に伴って肝細胞の数も増加する。	1. ×
2.	身体の成長とともに血液量も増加するため，赤血球数も増加する。高齢者では造血能の低下により減少する。	2. ×
3.	脂肪細胞は身体の成長に伴い，少なくとも小児期までは増殖する。ただし，成人期の肥満は脂肪細胞の増殖によるよりも，1つの脂肪細胞の中に沈着する脂肪の量が増加することによる。	3. ×
4.	神経細胞は出生時には分裂能を失っており，増殖しないばかりでなく，失われた神経細胞を細胞分裂によって補うこともできない。したがって，神経細胞の数は出生時が最多である。	4. ○
		正解 4

Key word ▶ 細胞分裂，増殖

1.	小児の慢性疾患の多くは成長の遅れをもたらす。	1. ○
2.	栄養の不足は身長の増加を妨げるが，過剰は肥満をもたらす。	2. ×
3.	親，とくに母親にまったく愛情を注がれなかった（いわゆるネグレクト）児の成長は阻害される。ただし，過剰に愛情を注いだからといって成長が促進されるわけではない。	3. ×
4.	下垂体からの成長ホルモンの過剰分泌は身長の増加をきたし，下垂体性巨人症となる。	4. ×
5.	小児期の甲状腺機能低下症では，身長の増加と骨成熟が妨げられてずんぐりとした体格の低身長症になるとともに，知能の発達も障害される（クレチン症とよぶ）。	5. ○
		正解 1, 5

Key word ▶ 栄養，愛情，ホルモン

1.	新しいものごとを記憶する記銘力は加齢によって低下する。ただし，知識や学習経験に基づく能力（結晶性能力）はほとんど低下しない。	1. ×
2.	肋軟骨の石灰化や胸郭の線維化などにより胸壁の弾性が低下する。このため呼息が十分に行えず，結果として残気量が増加する。なお，加齢とともに増加・上昇する代表的なものとして，血圧があげられる。	2. ○
3.	加齢による腎臓の萎縮に伴い，糸球体濾過量をはじめとするほとんどすべての腎機能は低下する。	3. ×
4.	加齢により造血の場である赤色骨髄が黄色骨髄に変化し，造血能が低下する。このため，ヘモグロビン(Hb)濃度は低下する。低下の程度は男性において顕著である。	4. ×
		正解 2

Key word ▶ 加齢，腎機能，呼吸機能

1.	加齢により卵巣内の卵胞が枯渇し，卵胞からのエストロゲン分泌が激減することによって子宮周期がとまり，月経が停止する。	1. ○
2.	閉経によりプロゲステロン分泌も減少するが，これは閉経によって黄体が形成できなくなったためであり，原因ではなく結果である。	2. ×
3.	閉経によりエストロゲンの分泌が減少し，エストロゲンによる負のフィードバックがかからなくなるため，下垂体からの性腺刺激ホルモン分泌は逆に増加する。	3. ×
4.	子宮周期の開始，すなわち初潮は，視床下部からの性腺刺激ホルモン放出ホルモン(GnRH)分泌の増加によって発来するが，子宮周期の終了には関与しない。	4. ×
		正解 1

Key word ▶ 閉経，月経

16 体表からみた人体

16-1 体表から触知できる胸腹部内臓

体表から触知できる胸腹部内臓について正しいのはどれか。

1. 胃の噴門の位置は安定している。
2. 肝臓は深く息を吸い込むと触知しやすくなる。
3. 心臓の中心は正中から6～10 cm左に位置している。
4. 肺の下縁の高さは中腋窩線の位置で第6肋骨に相当する。

16-2 マックバーニー点

マックバーニー点の説明で正しいのはどれか。

1. 肺尖の位置を示す。
2. 虫垂の基部の位置に相当する。
3. 左右の上前腸骨棘を結ぶ線上にある。
4. 左上前腸骨棘と臍を結ぶ斜線上にある。

16-3 体幹下部の骨格

腸骨稜の説明で正しいのはどれか。

1. 左右の寛骨の前方にある。
2. 体幹の背面の正中部で触れる。
3. 脇腹の下側で触れることができる。
4. 椅子に座ったときに座面と接触する。

1.	胃の位置と大きさは，食事との関係によって大きく変化する．また個人差も大きい．しかし，胃から十二指腸に移る幽門の位置は安定しており，正中から 2～4 cm 右で第 6 肋軟骨の後方にある．	1. ×
2.	肝臓は大部分が右の胸郭下部に隠れているが，一部が上腹部にあり，体表から触知することができる．深く息を吸い込むと，位置が下がるので触知しやすくなる．	2. ○
3.	心臓は胸骨の後方に位置しており，左下に向かってやや張り出している．心臓で最も大きく拍動する心尖は，正中から 6～10 cm 左で第 4～5 肋間隙に位置している．	3. ×
4.	左右の肺の最上部(肺尖)は，鎖骨の後上方の鎖骨上窩にまで達している．肺の下縁は，鎖骨中線で第 6 肋骨の高さに位置する．中腋窩線では肋骨が斜めに位置するので，高さを決めがたい．	4. ×
Key word ▶ 心臓の位置，肺の位置，肝臓の位置，胃の位置		正解 2

1.	肺尖は左右の肺の最上部であり，鎖骨上窩にまで達する．	1. ×
2.	マックバーニー点は，安定した位置をとる虫垂基部の位置の目安となる．	2. ○
3.	マックバーニー点とともに虫垂炎の特徴となる圧痛を示すランツ点が，左右の上前腸骨棘を結ぶ線上の右 1/3 に位置する．	3. ×
4.	マックバーニー点は，右上前腸骨棘と臍を結ぶ斜線上の外側 1/3 に位置する．	4. ×
Key word ▶ マックバーニー点，腹壁		正解 2

1.	左右の寛骨が前方で結合している部位は，恥骨結節とよばれる．	1. ×
2.	体幹の背面の正中では，上部では椎骨の棘突起に，骨盤の高さでは仙骨が触れる．	2. ×
3.	腸骨稜は腸骨の上縁であり，ベルトがかかる骨である．	3. ○
4.	座面と接触するのは，坐骨の後下端部の隆起である坐骨結節である．	4. ×
Key word ▶ 腸骨稜，仙骨，寛骨，恥骨結節，坐骨結節		正解 3

16-4　脈拍の触知

内果の後方で脈拍を触知できるのはどれか。

1. 膝窩動脈
2. 足背動脈
3. 橈骨動脈
4. 後脛骨動脈

16-5　筋肉内注射の注射部位

筋肉内注射の注射部位としてよく用いられるのはどこか。

1. 僧帽筋
2. 大殿筋
3. 中殿筋
4. 上腕二頭筋

1.	大腿動脈からの動脈は膝関節の屈側を通る膝窩動脈となり，膝の後ろ側で触知できる。	1. ×
2.	足背動脈は，足背の小指側で触知することができる。	2. ×
3.	上腕動脈は肘窩の位置で，尺側の尺骨動脈と橈側の橈骨動脈に分かれる。どちらの動脈も手首の位置で触知できる。	3. ×
4.	内果とは足首にある内側のくるぶしであり，その後方を後脛骨動脈が通過する。	4. ○
Step Up 選択肢にあるのはすべて体表から触知できる動脈であるが，触知できる血圧は異なる。たとえば，足背動脈の脈拍は最高血圧が 100 mmHg 以上，橈骨動脈では 80 mmHg 以上ないと触知できない。同様に，大腿動脈では 60 mmHg 以上，総頸動脈では 40 mmHg 以上ないと脈拍を触知できない。心拍動の有無を橈骨動脈の脈拍の有無によって判断することはできない。必ず心尖拍動の有無を確認すべきである。 **Key word** ▶ 脈拍の触知，血圧		正解 4

1.	僧帽筋は，体幹上部の後面にあり，僧帽筋の上部が肩甲骨の上方に盛り上がっている。	1. ×
2.	殿部のふくらみの大部分は大殿筋が占めている。深部に坐骨神経があり，筋肉内注射の部位としては用いられない。	2. ×
3.	中殿筋は，大殿筋より上方で腸骨稜より下に見える。筋肉内注射の注射部位としてよく使われる。	3. ○
4.	上腕二頭筋は，上腕の前面にあり，力こぶをつくる筋である。	4. ×
Step Up 筋肉内注射の注射部位として，上肢では三角筋がよく用いられる。三角筋は肩峰の外側で上腕の最上部のふくらみを形成している。これらの筋には大きな血管や神経の走行が少ないため，筋肉内注射に用いられる。 **Key word** ▶ 筋肉内注射		正解 3

16 体表からみた人体

索引

数字・欧文

1回換気量	57
1秒率	57, 58
1秒量	59
2点閾	207
α受容体	93, 139
β受容体	93, 139
ABO式血液型	110
ACTH	149
ADH	117
B細胞	219
DNAの複製	17
FSH	149
GH	149
mRNA	17
Na^+-K^+ポンプ	119
Na^+チャネル	119
NO	95
Pa_{CO_2}	63
Pa_{O_2}	63
PRL	149
QRS群(波)	77
R-R間隔	77
ST部分	77
tRNA	17
T細胞	219

あ

アウエルバッハ神経叢	27, 33
アクチン	181
アシドーシス	25, 131
足の構造	174
アセチルコリン	93, 189
圧挫症候群	129
圧受容器	93, 207
アデノシン	71
アドレナリン	43, 71, 93, 95, 149, 154, 159
アミノ酸	17
アミノ酸誘導体	11, 145
アミラーゼ	37, 47
アルカローシス	25, 131
アルドステロン	23, 25, 93, 119, 129, 154
アルブミン	43, 97
アレルギー	221
アンギオテンシノゲン	119, 121
アンギオテンシンⅠ	93, 121
アンギオテンシンⅡ	93, 121
アンドロゲン	147, 155

い

胃	27, 30
——の機能	30
胃液	7, 31, 32, 39
意識レベル	202
胃体	31
一次脱水	127
一酸化炭素中毒	102
一酸化窒素	95
胃底	31
飲水	154
飲水中枢	21
インスリン	43, 156, 159

う

ウィリス動脈輪	85
ウェルニッケ中枢	193
烏口腕筋	171
右心室	69
ウロビリノゲン	107
運動神経終末	183
運動単位	168, 183
運動の調整	191

え

液性免疫	221
エストロゲン	157, 161
エナメル質	27
エネルギー産生	5
エリスロポエチン	103, 121, 155
遠近調節	207, 208
嚥下	28
遠心伝導路	203
エンドセリン	95

お

横隔膜	55, 168
黄色骨髄	165
黄体形成ホルモン	227
黄疸	107
横紋筋	167
嘔吐	39
オキシトシン	161
オプソニン作用	219

か

回外筋	171
外頸動脈	85
外呼吸	50
回旋枝	71
回腸	27
回転軸	13
外尿道括約筋	123
海馬	201
灰白質	189
外分泌腺	47
海綿質	165
外肋間筋	55
化学受容器	207
蝸牛	211
蝸牛神経	207
核心温	221
拡張期	81
拡張期血圧	87
核内受容体	143, 147
下行伝導路	203
下垂手	197
下垂足	177
下垂体後葉ホルモン	149
下垂体前葉ホルモン	151
下垂体ホルモン	151
ガス交換	53, 58
ガストリン	33
ガス分圧	53, 60
下腿三頭筋	174
肩関節	12
活動張力	183
活動電位	5, 184, 185, 187
カテコールアミン	147
カテコールアミン受容体	139, 138
可動域	13
顆粒球	107
カルシウムイオン	165
カルシトニン	155
カルモジュリン	183
加齢	230
感覚	204
感覚刺激	205
感覚受容器	204, 206
感覚性言語野	193
間期	17
換気障害	64
眼球	15
眼筋	206
肝細胞	41
間質液	125
冠循環	70
冠状動脈	71

肝静脈 … 41
肝小葉 … 41
関節の種類 … 13
汗腺 … 11, 217
肝臓 … 40, 42
肝動脈 … 41
管内消化 … 35, 37
間脳 … 13, 189, 190
顔面神経 … 29
関連痛 … 205, 214

き

記憶 … 200
機械受容器 … 207
気管 … 7
気管支 … 11, 48
気管支喘息 … 67
気胸 … 51, 67
拮抗支配 … 137
気道 … 49, 52
気道抵抗 … 49, 53
気道閉塞 … 55
嗅覚 … 212
球関節 … 12
嗅神経 … 207, 213
吸息相 … 55
胸郭 … 7
胸管 … 99
胸腔 … 50
強縮 … 181
胸椎 … 169
胸部導出 … 75
胸膜腔 … 51
胸膜腔内圧 … 54
局所電流 … 187
起立性低血圧 … 99
近位尿細管 … 9, 116
筋原線維 … 180
筋収縮 … 5
筋節 … 183
筋線維 … 178
筋肉内注射 … 235
筋紡錘 … 166
筋ポンプ … 83

く

区域気管支 … 49
空腸 … 27
屈曲反射 … 177
クッシング症候群 … 163

クッパー細胞 … 41
クモ膜 … 197
クモ膜下出血 … 196
クリアランス … 120
グリコーゲン … 43, 159
　——代謝 … 43
グルカゴン … 43, 158, 159

け

脛骨神経 … 199
頸椎 … 169
頸動脈小体 … 63, 85
頸動脈洞 … 93
血圧 … 86
血圧測定 … 88
血液 … 100
　——の粘性 … 91
血液型 … 108
血液凝固 … 108
血液産生 … 9
血液循環 … 9, 88, 90
血液脳関門 … 197
血液量 … 9
血管運動中枢 … 91
血管の神経性調節 … 90
血球 … 101
血漿 … 101
血漿pH … 23
血漿浸透圧 … 23, 120
血漿タンパク質 … 108
血小板 … 106
血清 … 101
結腸 … 27
血糖値の調節 … 158
血友病 … 109
血流の再配分 … 91
解毒 … 43
ケトン体 … 159
下痢 … 39
言語中枢 … 192
減数分裂 … 226

こ

高カリウム血症 … 128, 129
交感神経 … 10, 27, 135, 137
口腔 … 28
後脛骨動脈 … 235
膠質浸透圧 … 96, 109
甲状腺ホルモン … 147, 152, 161
酵素 … 19

拘束性換気障害 … 65
抗体 … 107, 219
高ナトリウム血症 … 121, 127
広背筋 … 171
後負荷 … 80
興奮収縮連関 … 181
興奮の伝導 … 184, 186
硬膜 … 197
肛門括約筋 … 41
抗利尿ホルモン … 25, 117
股関節 … 172
呼吸気量 … 56
呼吸筋 … 54
呼吸細気管支 … 49
呼吸数 … 57
呼吸性アシドーシス … 131, 133
呼吸性アルカローシス … 133
呼吸性代償 … 131
呼吸中枢 … 21, 63
呼息相 … 54
骨格筋 … 166
　——の収縮 … 178, 180
　——の張力 … 182
骨形成 … 164
骨髄 … 105, 164
骨髄穿刺 … 105
骨端線 … 167
骨盤 … 172
骨盤内臓神経 … 123
骨膜 … 165
固有心筋 … 72, 73
コロトコフ音 … 89
混合性換気障害 … 65
混合性脱水 … 127, 129

さ

サーファクタント … 52
細気管支 … 49
再吸収, 尿細管での … 9, 117
最高血圧 … 87
最低血圧 … 87
細胞外液 … 11, 125, 126
　——量 … 25
細胞間質液 … 23
細胞周期 … 16
細胞小器官 … 4
細胞性免疫 … 221
細胞内液 … 11, 22, 125
細胞内受容体 … 143, 146, 147
細胞膜のタンパク質 … 18

鎖骨下動脈 …………………… 83	小腸 ……………………… 27, 34	**す**
坐骨結節 …………………… 233	小殿筋 ……………………… 175	膵液 ………………… 7, 37, 44, 46
左心室 ………………………… 69	情動 ………………………… 135	髄鞘 ………………………… 185
酸塩基平衡 ……… 24, 38, 130, 132	小脳 ………………………… 190	膵臓 …………………………11, 44
三角筋 ……………………… 171	上皮組織 …………………… 19	睡眠 ………………………… 201
残気量 ………………………… 57	静脈 ……………………… 82, 85	水溶性ホルモン …………… 145
三叉神経 ……………… 29, 201	静脈角 ……………………… 37	頭蓋骨 ……………………… 176
酸素解離曲線 ……………… 102	静脈血 …………………… 7, 83	ステロイドホルモン …… 11, 145, 146
酸素分圧 ………………… 7, 60	静脈弁 ……………………… 83	スパイログラム ………… 56, 59
	食作用 ……………………… 107	スパイロメータ …………… 57
し	触診 ………………………… 85	
耳管 ………………………… 211	食道 ………………………… 30	**せ**
子宮周期 …………………… 227	食物繊維 …………………… 39	精子 ………………………… 15
糸球体濾過 …………… 114, 117	自律神経 ……… 134, 136, 140, 189	静止張力 …………………… 183
糸球体濾過量 ………… 115, 121	腎盂 ………………………… 113	静止電位 ………………… 5, 184
死腔 ………………………… 57	心音 ………………………… 80	生体長 ……………………… 183
刺激伝導系 ……………… 9, 73	侵害受容器 ………………… 207	成長ホルモン ………… 43, 167
視細胞 ……………………… 15	心筋 ………………………… 183	正のフィードバック ……21, 157
脂質の消化 ………………… 36	神経細胞 …………………… 184	性ホルモン ………………… 161
視床 ………………………… 191	神経伝達物質 …………187, 188	セカンドメッセンジャー … 147
視床下部 …………… 13, 191, 193	——，自律神経の ……… 139	赤色骨髄 …………………… 165
視床下部ホルモン ……149, 150	神経内分泌 ………………… 148	脊髄 ………………………… 189
耳小骨 ……………………… 211	腎血漿流量 ………………… 121	脊髄神経 …………………… 196
姿勢 ………………………… 191	心雑音 ……………………… 81	——の支配領域 ………… 199
持続支配 …………………… 137	心室中隔 …………………… 79	脊柱起立筋 ………………… 169
シナプス …………………… 186	心室の興奮 ………………… 78	舌咽神経 …………………… 29
紫斑病 ……………………… 107	心周期 ……………………… 78	舌下神経 ……………… 29, 201
射精 ………………………… 224	腎小体 ……………………… 113	赤血球 ………………… 100, 105
ジャパン・コーマ・スケール … 203	新生児呼吸促迫症候群 …… 53	——の産生 ……………… 104
縦隔 ……………………… 7, 51	腎性代償 …………………… 131	——の分化 ……………… 102
集合管 ……………………… 115	心尖 ………………………… 69	——の変形能 …………… 101
収縮期血圧 ………………… 87	腎臓 ………………………… 112	節後線維 …………………… 135
十二指腸 …………………… 27	心臓 ………………………… 68	摂食中枢 …………………… 21
終末細気管支 ……………… 49	——の酸素分圧 ………… 66	節前線維 …………………… 135
充満期 ……………………… 81	——の弁 ………………… 68	節前ニューロン …………… 135
絨毛膜 ……………………… 229	伸展受容器 ………………… 93	セメント質 ………………… 27
手根骨 ……………………… 172	心電図 …………………… 74, 76	セロトニン …………… 95, 189
受精 ………………………… 226	浸透圧 ……………………… 5	前脛骨筋 …………………… 177
出血傾向 …………………… 108	心内膜 ……………………… 69	前室間枝 …………………… 71
出生時体重 ………………… 228	心拍出量 ………………… 78, 87	染色体 ………………… 15, 17
受容体 ……………………… 19	心拍数 ……………………… 78	先端巨大症 ………………… 163
循環の調節 ………………… 93	深腓骨神経 ………………… 199	仙椎 ………………………… 169
順応 ………………………… 204	新皮質 ……………………… 191	前庭 ………………………… 211
漿液腺 ……………………… 47	深部感覚 …………………… 205	前庭窓 ……………………… 211
消化液 …………………… 6, 7, 27	心不全 ……………………… 98	先天性副腎過形成 ………… 163
消化管ホルモン ……… 31, 34, 47	心房性ナトリウム利尿ペプチド … 119	蠕動運動 ……………… 27, 33
消化経路 …………………… 7	心膜 ………………………… 69	前頭葉 ……………………… 194
消化酵素 …………………… 35	腎葉 ………………………… 113	前負荷 ……………………… 78
上行大動脈 ………………… 71		腺房細胞 …………………… 45
脂溶性ホルモン …………… 145		

前立腺	224

そ

双極肢導出	75
総頸動脈	83
ゾウゲ質	27
造血機能	105, 165
総指伸筋	171
組織の再生	18
咀嚼筋	178

た

体液	11, 22, 124, 128
体温調節	14, 220
体温調節中枢	13, 21, 223
大胸筋	169, 171
対光反射	12
胎児循環	228
代謝水	23, 127
代謝性アシドーシス	131, 133
代謝性アルカローシス	131, 133
体循環	9
体性運動野	191
体性感覚	205
体性感覚野	191
体性神経	189
大腿四頭筋	177
大腿神経	199
大腿二頭筋	177
大腸	38
大動脈	70, 83
大動脈弓	83
大動脈弁	71
大脳	189
大脳基底核	192
大脳新皮質	190
大脳動脈輪	85
胎盤	228
胎盤ホルモン	161
大腰筋	169
唾液	7, 28, 37
脱水	23, 24, 126, 128
脱落膜	229
多糖類	37
短期記憶	201
単球	107
単極肢導出	75
短骨	167
胆汁	7, 44
——の産生	43
単収縮	183
弾性血管	81
弾性線維	81
単糖類	37
単独支配，自律神経の	137
胆嚢	45
タンパク質の合成	16, 43

ち

チアノーゼ	96
チェインーストークス呼吸	62, 64
知覚運動障害	176
蓄尿反射	122
恥骨結節	233
腟粘膜	225
緻密質	165
中耳	210
中心小体	5
中心静脈	41
中心静脈圧	79, 87
中枢神経	189
中殿筋	175, 234
聴覚	210, 211
腸管	32
腸肝循環	107
長期記憶	201
長骨	167
腸骨稜	232
腸内細菌	39, 217
跳躍伝導	187
直腸	27

つ

椎骨	168
椎骨動脈	85

て

抵抗血管	89
デオキシヘモグロビン	103
鉄欠乏性貧血	105
鉄の還元	31
電解質	5, 23, 125
電解質異常	24
電解質コルチコイド	147
伝達	186
伝導	184, 186
伝導ブロック	74

と

頭蓋骨	176
動眼神経	13, 201
瞳孔	11
橈骨神経	197
同時収縮	181
糖質の消化	36
等尺性収縮	181
糖新生	159
糖代謝の調節	156
等張性収縮	181
頭頂葉	194
疼痛	214
洞房結節	9, 73, 79
洞房ブロック	75
動脈	80, 81
動脈血	7, 83
動脈弁	69
等容性収縮期	79
特殊感覚	205
特殊心筋	73
トリプシン	47
トリヨードサイロニン	153
努力呼吸	55
努力肺活量	59
トロポニン	181
トロンボキサン A_2	95

な

内因子	31, 33
内頸動脈	85
内呼吸	50
内耳	211
内耳神経	207
内臓感覚	205
内尿道括約筋	123
内部環境	5
内肋間筋	55
難聴	212
軟膜	197

に

ニコチン性受容体	139
二酸化炭素の運搬	60
二酸化炭素分圧	103
二重支配，自律神経の	137
乳酸桿菌	217
乳頭筋	69
尿管	123
尿細管	113, 114
尿失禁	125
尿生成	116

尿道 123
尿のpH 125
尿比重 125
尿閉 125
尿崩症 163
尿量 125

ね
熱産生 15
熱放散 15
粘液腺 47

の
脳幹 13, 189
脳血管障害 194
脳循環 84
脳神経 137, 198, 200
脳波 200
ノルアドレナリン 139
ノンレム睡眠 201

は
歯 26
パーキンソン病 193
パーセント肺活量 65
肺 7, 49
肺活量 59
肺胸膜 51
肺循環 9, 51, 82
肺静脈 83
肺水腫 67
肺動脈 49, 83
排尿 122
排尿筋 123
排尿痛 125
排便 40
肺胞 7, 49, 52
肺胞換気量 57
肺胞上皮細胞 49
排卵 143, 226
白質 189
白内障 208
バソプレシン
　　23, 117, 119, 121, 129, 153, 155
白血球 106
発酵 39
発熱 221
ハバース管 165
半規管 211
反射 135, 205

ひ
ハンチントン病 193

ひ
微小循環 94
皮静脈 85
ヒス束 73
ヒスタミン 95
非ステロイド性抗炎症薬 215
脾臓 105, 221
ビタミンB_{12} 105
ビタミンD_3 121, 158, 165
ビタミンK 39
ヒト絨毛性ゴナドトロピン 229
皮膚 216
腓腹筋 169
皮膚分節 199
表情筋 178
標的器官 151
表面張力 53
ビリルビン 43
　　——の代謝 106
貧血 60, 104
頻尿 125

ふ
ファーテル-パチニ小体 205
フィードバック 11, 20, 156
フィブリノゲン 109
不応期 181
不感蒸散 23, 127
不規則骨 167
副交感神経 27, 135, 137, 138, 199
副甲状腺ホルモン 119, 153
輻輳反射 208
腹直筋 55
浮腫 23, 96
不整脈 25
負のフィードバック 21, 157
ブラジキニン 215
プラトー 77
振子運動 33
ブローカ中枢 193
プロトロンビン 109
プロラクチン 153, 161
分節運動 27, 33
分泌, 尿細管での 9, 117
噴門 27, 31
分裂期 17

へ
平滑筋 182
平均血圧 87
閉経 230
平衡感覚器 211
閉塞性換気障害 64
ペースメーカー細胞 9, 73
ペースメーカー電位 73
ヘパリン 109
ペプシノゲン 31, 33
ペプチドホルモン 11, 145
ヘモグロビン 101, 103
　　——濃度 25
扁桃 221
扁平骨 167
ヘンレループ 115

ほ
縫合 176
膀胱 123
膀胱壁 123
傍糸球体装置 118
房室結節 9
房室束 73
房室伝導時間 75
房室ブロック 75
房室弁 69
ボウマン嚢 115
補体 219
歩調とり細胞 9, 72
歩調とり電位 73
勃起 224
ホメオスタシス 5, 20
ホルモン 10, 135
　　——の開口放出 145
　　——の標的器官 150
　　——の分泌刺激 148
　　——の分類 146
　　——の略称 148
ホルモン受容体 11, 142, 146
ホルモン分泌異常 161, 163
ホルモン分泌の調節 151

ま
毎分換気量 57
膜受容体 143
膜消化 35
膜消化酵素 37
膜タンパク質 147

ま
マクロファージ	219
マックバーニー点	232
末梢血管抵抗	87
末梢神経	189

み
ミオシン	181
味覚	212
味細胞	213
水の吸収	38
水の出納	22, 126
ミセル	37
ミトコンドリア	5
脈圧	87
味蕾	213

む
ムスカリン性受容体	139
ムチン	33

め
明暗順応	208
迷走神経	33, 45, 201
免疫グロブリン	220

も
毛細血管	89
毛細胆管	41
盲腸	27
網膜	15
毛様体筋	207
門脈	41, 87

ゆ
幽門	27, 31
輸送体	19

よ
葉気管支	49
溶血	105
ヨウ素	153
腰椎	169
容量血管	89
抑制ホルモン	151
予備吸気量	59
予備呼気量	58

ら
卵円孔	69
卵円窓	211
卵管膨大部	227
卵巣周期	226

り
梨状筋	175
リソソーム	5
リゾチーム	219
リパーゼ	37, 47
リボソーム	5, 17
リポタンパク質	37
リンパ	98
リンパ管閉塞	97
リンパ球	107

る
涙液の分泌	139

れ
レニン	23, 71, 93, 95, 119, 121, 155
レニン−アンギオテンシン−アルドステロン系	92, 118
レム睡眠	200
連合野	191

わ
腕神経叢	196
腕橈骨筋	171